Ruídos: contato, luz, liberdade

Dados Internacionais de Catalogação na Publicação (CIP)
(Câmara Brasileira do Livro, SP, Brsasil)

Ribeiro, Jorge Ponciano
 Ruídos : contato, luz, liberdade – Um jeito gestáltico de falar do espaço e do tempo vividos / Jorge Ponciano Ribeiro; apresentação de Jean Clark Juliano. – São Paulo : Summus, 2006.

ISBN: 85-323-0300-5

1. Contos brasileiros 2. Crônicas brasileiras 3. Gestalt (Psicologia) 4. Gestalt-terapia I. Juliano, Jean Clark. II. Título.

06-5732 CDD-150.1982

Índice para catálogo sistemático:

1. Gestalt : Psicologia 150.1982

Compre em lugar de fotocopiar.
Cada real que você dá por um livro recompensa seus autores
e os convida a produzir mais sobre o tema;
incentiva seus editores a encomendar, traduzir e publicar
outras obras sobre o assunto;
e paga aos livreiros por estocar e levar até você livros
para a sua informação e o seu entretenimento.
Cada real que você dá pela fotocópia não-autorizada de um livro financia o crime
e ajuda a matar a produção intelectual de seu país.

Jorge Ponciano Ribeiro

Ruídos: contato, luz, liberdade
Um jeito gestáltico de falar do espaço e do tempo vividos

~

summus
editorial

RUÍDOS: CONTATO, LUZ, LIBERDADE
Um jeito gestáltico de falar do espaço e do tempo vividos
Copyright © 2006 by Jorge Ponciano Ribeiro
Direitos desta edição reservados por Summus Editorial

Capa: **Camila Mesquita**
Editoração eletrônica: **Sidnei Simonelli**
Fotolitos: **Casa de Tipos**

Summus Editorial
Departamento editorial:
Rua Itapicuru, 613 – 7º andar
05006-000 – São Paulo – SP
Fone: (11) 3872-3322
Fax: (11) 3872-7476
http://www.summus.com.br
e-mail: summus@summus.com.br

Atendimento ao consumidor:
Summus Editorial
Fone: (11) 3865-9890

Vendas por atacado:
Fone: (11) 3873-8638
Fax: (11) 3873-7085
e-mail: vendas@summus.com.br

Impresso no Brasil

*À Ziulma Costa, incansável companheira;
à Maria Clarete, a grande amiga e mãe segunda de meus filhos;
aos meus filhos Alexandre Augusto, João Paulo, Ana Cecília e
Carina Isabel, inspiração constante de meu existir, meu agradecimento
por estarmos comungando, amorosamente, o mesmo espaço
e o mesmo tempo, neste trecho do caminho.*

Sumário

Apresentação 9

Palavras do autor 15

  1. O vendedor de flores **19**

  2. Poço da graça **32**

  3. Espaço e tempo: realidade ou ilusão **44**

  4. Entrada franca **52**

  5. Conan, o pastor **66**

  6. Era uma vez... **78**

  7. Terra amada **86**

  8. O grupo **107**

  9. Prazer sob suspeita ou é dando que se recebe **132**

10. Vôo da fênix **155**

11. Outro lado do Sermão da Montanha, as bem-aventuranças **171**

12. Do amor **190**

13. Eu fiz o casamento de meu filho **203**

14. No caminho de Santiago de Compostela **218**

Apresentação

ECOS DA CHAPADA DOS VEADEIROS

Outono de 2004
Meu querido amigo:

Nossa amizade vem de muitos anos. No início, o que nos unia era o trabalho terapêutico na linha da Gestalt-terapia. Ao longo do tempo, de vez em quando nos encontrávamos. E então continuávamos conversando como se tivéssemos nos encontrado ontem.

E você me contou que estava construindo uma fazenda. Com as próprias mãos, ia preparando o terreno a fim de abrir espaço para construir a sede, como também um espaço para o trabalho terapêutico. Com grande esforço e determinação, carregou muitas pedras. E, aos poucos, todos os conhecidos me perguntavam se eu já tinha ido conhecer sua fazenda, Jorge. O tom era sempre de reverência.

Finalmente, chegou a hora de ir à fazenda, na Chapada dos Veadeiros. Numa tarde linda, fizemos a viagem de Brasília até lá. Fomos pondo assuntos em dia... Estávamos quase chegando, era o entardecer, um espetáculo tão lindo e solene que ficamos em silêncio, apreciando...

Parecia que aquelas cores nos banhavam de brilho, e, ao mesmo tempo, energizavam-nos para fazermos o trabalho terapêutico proposto. Veja que privilégio o contexto em que eu estaria aninhada para exercer meu ofício...

Essa foi minha primeira visita à Chapada dos Veadeiros e à fazenda.

Havia alguma coisa de magia no ambiente, fazendo-me lembrar de um livro que você me dera para olhar.

Foi assim que você me apresentou seu texto mais recente: *Ruídos: contato, luz, liberdade – Um jeito gestáltico de falar do espaço e do tempo vividos*.

Com muito jeito, do seu jeito mesmo, delicado, perguntou se eu gostaria de fazer a apresentação deste livro. E ficou atento para ver minha reação diante de sua mais jovem produção.

E eu, assim como as pessoas que ali estavam ao redor, fiquei muito curiosa de folhear o livro depositado em minhas mãos. Feliz, logo pensei que, com esse título, devia se tratar de um livro bem diferente dos demais escritos por você. Afinal, como professor da Universidade, os textos precisavam ser acadêmicos.

Em primeiro lugar, fiquei ligada à sonoridade das palavras do título, saboreando-as. E, agora, a sensação se assemelha ao contato com sua fazenda: conhecer a fazenda aos pouquinhos, você me apresentando cada cantinho, contando as histórias de cada fase... Sei bem que cada um dos feitos teve como resultado uma maior soltura, audácia, interferindo no outro...

Presto muita atenção em sincronicidades que ocorrem na vida. Não se trata de causa e efeito. Trata-se de ter claro o conjunto de acontecimentos que se sucedem, ao mesmo tempo, para se ter noção do contexto.

Só sei que os convites para trabalhar na fazenda e participar de seu livro tomaram a forma de uma química especialíssima.

Agora pergunto: como posso fazer uma apresentação de um material tão intimamente seu?

Meu amigo, você é possuidor de um fôlego de provocar inveja em qualquer um. Enfrenta desde o esforço de rastrear as origens da Gestalt-terapia até colocar com clareza as bases teóricas do trabalho individual e grupal. E agora escreve um livro de crônicas. Qual será o segredo?

Ah, e nos intervalos carrega pedra!

Será que o segredo consiste justamente em carregar pedras? De uma forma diferente de Sísifo, em vez de carregar as pedras montanha acima, você usou essas pedras para construir sua CASA, finalmente.

Outra grande palavra é dedicação. Esse é um outro segredo.

Fico aqui conjeturando sobre minhas percepções, quando preciso me lembrar de que, além de um trabalho escrito por um amigo, trata-se também de um livro de um doutor, dono de uma carreira impecável!

E que consegue equilibrar dentro de si uma variada coleção de personagens. Para falar ainda de suas habilidades, faz-me inveja sua desfaçatez de chegar na maturidade da vida apresentando-se com uma postura, uma fisionomia descansada, um brilho nos olhos, achando graça em tudo como um menino levado, pronto para brincar, de preferência jogando futebol descalço.

Fico pensando nesta apresentação e descubro em mim um incômodo, vejo-me aos poucos mudando de rumo. Aparece uma pitada de anarquia. É e não é bem isso.

É que você já fez tudo, meu amigo. O livro contém tudo. Contou histórias, falou acerca de seu ofício de escrever, explicou suas intenções...

Diante disso, encontro-me no direito de transgredir, e percebo que o que de fato faço é apresentar o *autor* do livro.

Eu, incorrigível contadora de histórias, vou me atrever a costurar uma história baseada em momentos em que estivemos juntos pela vida. Que foram muitos. Note que já convivemos há 25 anos, e como passaram rápido!

Então vamos lá:

RUÍDOS

Viajando por terras distantes, conheci um menino franzino que provocava muita estranheza entre membros de sua família, amigos e conhecidos. Era muito diferente dos outros. Ao brincar, preferia ficar observando e conhecendo seus companheiros em vez de se ligar na brincadeira proposta. Parecia aquela história do Curumim, indiozinho que não queria aprender a guerrear com os mais velhos e passava horas com sua amiguinha oncinha pintadinha. Quando lhe perguntavam o que ele fazia, assim, sozinho, ele respondia com a maior clareza: "Estou aprendendo a destrancar o segredo da onça". E, ao falar assim, ele que era bastante sério, até mesmo sisudo, nesse momento, ao falar de sua amiga, permitia-se abrir aquele sorriso franco e aberto, revelando tudo o que se passava em seu íntimo.

CONTATO

Além de sua capacidade de observação, tinha um enorme coração onde cabiam muitos personagens... Todos interessantíssimos... E com muito potencial de transformação. Penso que devia haver um maestro muito competente a reger essa quantidade de personagens com suas características e vozes tão diversas. Alguns muito sérios, adultos, como são alguns professores especiais... Quando esses emergiam, assumindo um jeito adulto, falavam uma linguagem difícil de se entender. Essa linguagem, conforme lhe ensinaram, era a FILOSOFIA.

De repente, surgia um adolescente quase adulto, bastante desconjuntado, com uma roupa surrada. Falava uma língua fácil, logo as pessoas entendiam e aceitavam o que ele propusesse como um tema para a tarefa que iria sugerir. Havia muito movimento e comoção. As pessoas começavam devagar a abrir sua intimidade, coisa difícil de acontecer. No começo, sentiam vergonha; porém, depois de algum tempo, essa troca gerava um clima quente de pessoas que tiveram o privilégio de compartilhar uma vivência importante. Esse segredo era trocado numa língua igualmente difícil, mas que nos faz sentir uma sensação de completude. Essa língua se chama AFETO.

LUZ

Você deve estar aí coçando a cabeça, querendo adivinhar qual o roteiro que vamos seguir e onde vamos chegar. Falávamos de personagens, não? Prestemos agora bastante atenção, pois aparecerá um personagem bastante estranho. É um adulto, andrajoso, sempre à procura de algo pelas estradas da vida, dono de uma coleção de chapéus, que poderiam servir de abrigo ou disfarce para quem o desejasse. Montou uma coleção de chapéus para pessoas mais audaciosas. E outra coleção de chapéus de abas largas, que escondem, que deixam sempre na sombra... Além de fazer surgir personagens novos, esse adulto não pára. Está sempre rodando daqui para acolá. Podemos chamá-lo de PEREGRINO. Ele é, na maior parte das vezes, muito quieto. Só o que sabemos dele é que vem de longe.

Sua função na vida é ser um andarilho, mergulhado em seu espaço interno, habitando outros universos por nós desconhecidos.

Às vezes, desespera-se por não saber, nem ele mesmo, o que está procurando. E o cansaço chega, deixando-o desanimado. De outras vezes, rende-se ao cansaço. E então pensa em desistir de seu propósito. Logo descobriu que é necessário obedecer ao corpo, usando sua energia de modo equilibrado. Dorme ao relento, olhando as estrelas, permitindo que sua imaginação se solte... Aí, o sono chega. Essa possibilidade de sonhar se chama **LIBERDADE**.

Muito raramente, aparece uma figura longilínea e harmoniosa. Tendo vivido muito, experimentado muito, trocado muito, socorrido muita gente, isso sem dizer em quantas oportunidades socorreu a si mesmo... Sua idade é indefinida, e caminha devagar... Mas ele sempre chega...

Aprendeu a se aprofundar nas coisas da vida, e encontrava tempo e paciência para ensinar aqueles que se aproximavam dele e se mostravam curiosos. Quieto, esperava que ali chegassem mais pessoas com muitas perguntas. Nesse momento, quando já havia bastante gente a seu redor, fechava os olhos e começava a falar uma língua diferente, que de início causava estranheza. Aos poucos, prestando bastante atenção, deixavam de lado expectativas e percebiam que todos estavam em busca de uma mesma coisa.

A busca da **PAZ**.

Ele trazia para cada pessoa que lá estivesse um presente precioso: *a posse de sua própria história*. De posse desse presente, cada um se levantava e seguia, quieto, seu próprio rumo...

Concluído seu trabalho, vendo cada um acompanhado de si mesmo, tirou o chapéu e, com uma pequena saudação, lá se foi caminhando. Sabe-se lá para onde!

Para os que ficaram curiosos acerca de seu nome, posso lhes contar.

Ele é o **MESTRE**.

Acho suas crônicas primorosas.

Um grande abraço,

Jean Clark Juliano

Palavras do autor

Escrever é um ato de criação que obriga o autor a se renovar, a cada instante, para conservar e ampliar seu próprio poder criativo. É refletir, meditar, duvidar, encontrar, perder e perder-se nas próprias dúvidas, nas próprias certezas e verdades. Por meio desse processo extenuante, o autor procura definir a essência mesma de seu pensamento, sem perder a existência de sua emoção, de sua experiência imediata, em seu aqui e agora.

Às vezes, ele se deixa ofuscar pelo imediatismo do texto, que lê e relê, sofregamente. Outras vezes, deixa o texto de lado, numa tentativa de se distanciar dele, a fim de, quando retornar, poder sentir o que o texto tem, de fato, a lhe dizer.

Ver, observar, descrever, sintetizar para si mesmo é a regra de ouro de um verdadeiro contato com a realidade, e outra não poderia ser a regra do escrever, se o autor espera ver seu mundo literário compartilhado pelo mundo do leitor.

Contato, **Luz** e **Liberdade** são expressões e manifestações da alma de quem escreve. São também os frutos que o autor espera colher, quando alguém, prestando atenção aos **Ruídos** da vida, descobre o verdadeiro sentido de sua existência.

Um texto é o produto quase final do ver, do observar, do sentir, do criticar, do otimismo, do pessimismo, do medo, da coragem e dos desejos de um mundo diferente, que a realidade do escritor imprime ao seu texto mediante a experiência de um comum processo de polarização, tão usual no mundo moderno. Aqui se misturam, então, amor e agressividade, verdade e mentira, autenticidade e sedução, coragem e fingimento, processos profundamente humanos que, às vezes, escancaramos para o mundo sem nenhum constrangimento, e que, de outras, ficam bem escondidos atrás da porta de nosso ser, esperando que as pessoas entrem, para só então se revelarem. Essas são as roupagens de meus personagens, cujos nomes, escolhidos ao léu, retratam meus ruídos e que até imagino sejam também os de muitas outras pessoas, porque não se consegue garimpar sempre em águas cristalinas. Há casos em que o tesouro está lá embaixo, e é preciso coragem para garimpar em águas profundas a fim de que se descubram as pepitas que reluzem as verdadeiras riquezas. Em geral, temos o aberto, o público, o estar ao descampado, sem proteção, vistos ao ar livre.

Escrever este livro foi, o tempo todo, uma mistura de provocação ao prazer e ao risco. Ao prazer, porque o autor se sente inclinado a seguir seu impulso, seu misticismo, anárquico às vezes, sua vontade de ser onipotente, de não ter limites; e, ao risco, porque a palavra que sai de sua caneta não retorna mais. Entra na mente do outro como sai dela, e aí o coração do outro faz a festa, transformando-a em objeto de seus desejos, tendências, necessidades. O pensamento do escritor corre agora no leito do rio do outro. Por vezes, um rio navegável; por outras, não.

Ao escrever *Ruídos*, não perdi a perspectiva de que sou um psicólogo, um gestalt-terapeuta. Por isso, utilizei, ao longo dos textos, os mais importantes conceitos da teoria, expressando-me por intermédio deles, de maneira a juntar ciência, criação e liberdade poética.

Ruídos não quer ser um livro de relatos ou de contos ou de crônicas ou o que quer que seja, literariamente falando; quer, simplesmente, fazer contato e dividir com você os milhões de ruídos que habitam a alma do autor neste mundo, só aparentemente estável e equilibrado.

A estrutura dos "quadros" varia ao sabor do momento criativo do autor: ora são diálogos do autor consigo mesmo, nos quais ele persegue uma linha mestra de raciocínio conduzindo seu monólogo-diálogo na direção dos ruídos mais fortes, querendo de fato escutá-los. Em alguns casos, ele cria uma cena com diversos e diferentes personagens, dando a cada um deles nomes como ruídos vivos, absolutamente escolhidos ao acaso. E sem nenhuma referência direta e pessoal, cada um seguindo uma linha de raciocínio, como rios, que, não obstante serem únicos em seu calor, em sua cor, em sua composição química, em sua velocidade, chegam todos ao mar. Assim como milhões de sons formam uma orquestra, meus milhões de ruídos vividos por nomes formam meu mundo contemplativo, análogo, idêntico, equívoco ao mundo do não sei, mas que quero dividir com você.

Um livro é como um quadro, uma escultura, uma obra de arte. São os olhos das pessoas que dão vida ao mundo da arte, aquela vida que é abundante ou não dentro de nós mesmos. Algumas pessoas se gabam de ter visto o Museu do Louvre em apenas uma manhã, outros precisam de uma manhã inteira para se deliciarem diante de uma única obra de arte. A diferença entre os dois está na vibração existencial.

Quando escrevemos, por vezes deixamos nossa caricatura em cada página do livro; por outras, deixamos uma fotografia extremamente fiel; e, outras ainda, deixamos nas páginas apenas pálidos traços de uma caminhada que nem mesmo o autor sabe onde e como começou e onde e como vai terminar.

Se é verdade que não existe diferença entre o dentro e o fora, e que é a perspectiva que cria a diferença, penso que escrever coloca o autor em uma estranha segurança, uma vez que sua produção revela seu castelo interior, e a leitura dele conduzirá o leitor a seus meandros. Mas terá sido o leitor quem comprou o bilhete de entrada, e será ele que escolherá os corredores por onde passar e o tanto de luz de que necessitará para percorrer os labirintos mais escuros?

Enfim, o que distingue uma pessoa da outra é sua capacidade de vibração, é a forma de contato que uma faz e a outra não. Viver é estar em contato com um mundo de possibilidades. Escrever um livro é apenas uma delas. Ler um livro é outra.

Estou aqui com um buquê de flores que colhi entre as mil florzinhas do cerrado e quero oferecê-lo a você. Estou parado na frente de sua porta, sem saber se bato, se entro ou não. Decidi: vou bater...

Jorge Ponciano Ribeiro

~ 1 ~
O vendedor de flores

Montes Claros, naquela época, era uma cidade pequena, bem lá no norte de Minas, quase chegando à Bahia. Algumas poucas ruas calçadas com pé-de-moleque, e outras de terra vermelha e poeirenta.

Quando chovia, a enxurrada fazia a festa da garotada. O problema era como brincar na enxurrada sem sujar a roupa; afinal, ninguém queria tomar uma boa surra ao chegar em casa. A meninada andava solta pelas ruas. Nossa principal brincadeira era o futebol com bola de borracha e, na falta dessa, com bola feita de tripa de boi e de meias cheias de pano. Qualquer espaço livre virava um campo de futebol. Nos domingos, depois da missa, a meninada ia tomar banho no Rio Vieira, hoje transformado num grande esgoto canalizado.

Novamente, o problema consistia em como "cair no mato" sem sujar a roupa. Criança arranja solução para quase tudo. Naquele tempo, os sacos de farinha de trigo eram feitos de um tecido grosso de algodão cru. Realizamos uma coleta e compramos um saco. A cidade terminava logo ali, e logo ali estava o Rio Vieira com o Poço do Jacaré, o Poço das Pedras e o Poço da Banca, cada um com sua especialidade. A meninada tirava a roupa, dobrava cuidadosamente, colocava dentro do saco e escondia numa moita a que os animais não tivessem acesso. E, como um bando de índios, saía a meninada pelada a subir em árvores, a tomar banho no rio, a pescar e a matar passarim. Algumas horas depois, voltávamos, vestíamos a roupa limpa e dobrada e íamos para casa, como se nada tivéssemos feito de errado. De fato, naqueles tempos, era assim que os meninos viviam. O Rio Vieira era um rio de verdade, com curimatã, traíra, piau e até dourado.

Ah, tinha também o mercado, bem no centro da cidade, penso que dos fins do século XVIII. Parecia uma catedral, imponente, com um grande relógio lá em cima, que informava à cidade o tempo passando. Naquele tempo, relógio era coisa rara numa cidade pequena. Dividido em pequenas lojas, no mercado encontrava-se de tudo, mas a diversão mesmo era passar loja por loja sem comprar nada. Só para ver, comentar e desejar. Dinheiro que era bom, necas. Pelo lado de fora, uma praça com cavalos, carroças e carros de boi que vinham das fazendas vizinhas, trazendo a mercadoria para vender. O mercado era uma das grandes festas da cidade. Lamentável que uma idéia infeliz de um de nossos prefeitos tenha derrubado aquele que, juntamente com a Igrejinha do Rosário, também do século XVIII, era um dos nossos mais lindos cartões de visita. Uma outra idéia infeliz colocou também a igrejinha por terra, na fúria modernista e transformadora do prefeito da época.

Na praça da matriz ficava um coreto. De vez em quando, apresentava-se uma banda de música: a Euterpe Montesclarense. Eram momentos de rara beleza quando a cidade parava para ver e ouvir a banda, que, aos acordes de afinados instrumentos, transportava os ouvintes a paragens nunca vistas, mas, sem dúvida, sentidas e sonhadas.

Eu era uma daquelas centenas de crianças que viviam despreocupadas, brincando, pés descalços, vez ou outra com dor de dente, pois, além da falta de dinheiro, só existia um dentista na cidade, Daniel Graciano – meu padrinho, por sinal. Anos depois, chegou o Dr. Sebastião Moreira.

Não havia com que nossos pais se preocuparem. A cidade era uma grande família. Como cada família tinha oito, dez filhos, todo mundo era compadre de todo mundo. Nada ficava em segredo. Também poucos rádios; carros, só os ricos – um pouco mais tarde, apareceram alguns jipes que os pesquisadores norte-americanos, que estudavam o eclipse total do Sol, em 1947 ou 1948, não me recordo, deixaram em Bocaiúva, cidade vizinha de Montes Claros, onde a visibilidade do eclipse seria perfeita.

As famílias viviam se presenteando, um mandava uma cesta de ovos para a comadre Maria, que devolvia com biscoitos de fofão, doce de rapadura de mamão ralado. Dessa forma, existia uma ajuda mútua responsável por manter as pessoas ligadas pela amizade e pelo agradecimento.

Quando alguém adoecia, todo mundo ficava sabendo e cada amiga virava médico, indicando as plantas medicinais mais apropriadas. Minha mãe, Dona Alzira, era famosa por seu conhecimento de plantas. Até os médicos, em certas ocasiões, mandavam seus clientes pedir a receita da Dona Alzira. A coisa mais séria era quando morria alguém. Todos iam ao enterro, uma coisa familiar e sagrada, e depois vinha o luto de roupa preta, de botões pretos na lapela – luto que, às vezes, durava anos.

Mas chega de tristeza. Uma das diversões da época era pegar a traseira de um caminhão em movimento. Dava uma sensação incrível, o caminhão correndo e a gente grudado na traseira, sem poder descer porque os pés mal encostavam no chão. Sabíamos que precisávamos esperar o caminhão parar; caso contrário, corríamos o risco de uma queda perigosa.

Certa vez, minha mãe me disse:

– Jorge, vai comprar carne no açougue. Vai num pé e volta no outro.

Naquele tempo, a prefeitura não permitia que a carne fosse enrolada em papel. Por isso, todos tinham um gancho de metal – como esses em que ainda hoje os açougueiros penduram a carne nos açougues –, no qual o açougueiro pendurava a carne que a gente comprava.

Recebi a carne e, lembrando da ordem de minha mãe ("vai num pé e volta no outro"), não tive dúvidas, peguei a traseira do primeiro caminhão que passava por ali. Só que o dito caminhão ia para Bocaiúva, aquela do eclipse, e também cidade onde eu nasci. E o caminhão ia e ia, e eu triscava o pé no chão, e não tinha coragem de saltar, porque, naquela velocidade, poderia até morrer no salto. A estrada era só poeira. A carne já não tinha mais cor. Continuar pendurado eu não podia; saltar, também não, e meus braços já não agüentavam mais. Comecei a rezar.

Por sorte – acho que Deus me ouviu –, o caminhão parou para abastecer. Saltei. A carne estava irreconhecível, um bolo de poeira vermelha. Lavar a carne eu não podia, ir com ela daquele jeito, também não.

O "vai num pé e volta no outro" me levou a dois quilômetros distante de minha casa. A linha do trem de ferro passava por ali e resolvi pegá-la. Corria, saltava de dois em dois dormentes. Finalmente, cheguei em casa.

Minha mãe olhou para a carne e disse espantada:
– Que isso, isso é a carne?
– É...
– Mas o que aconteceu?
– Bom, não sei... acho que mataram a vaca no chão... deve ser isso.
– É, essa história tá mal contada, mas uma carne suja desse jeito não pode ser, e a gente tem de denunciar na prefeitura.

Para minha felicidade, com sete filhos, minha mãe jamais fez a denúncia – e eu jamais esqueci aquela traseira do caminhão me levando para a cidade vizinha de Bocaiúva.

Naquele tempo, o trem de ferro era uma festa na cidade, seja quando chegava, seja quando saía. Em uma de nossas brincadeiras da época – bem perigosa, por sinal –, subíamos no trem, esperávamos que entrasse em movimento, e, já a uns dois quilômetros da cidade, saltávamos do vagão! Mas tinha de cair em pé. E era um moleque saltando depois do outro, para, em seguida, correr em debandada até chegar à cidade, como se nada tivesse acontecido.

Meu pai, Seu José ou Mestre Ponciano, era um homem extraordinário. Falava pouco. Dotado de uma honestidade acima de qualquer suspeita. Extremamente carinhoso e preocupado com a formação dos filhos. Tinha hábitos extremamente saudáveis. Um deles era levantar a gente bem cedinho e caminhar conosco pela cidade deserta a recolher papel de cigarro – o cigarro era envolto por um papel metálico com o qual fazíamos bolinhas, ornamentos simples e muito originais. Ele era um engenheiro prático, aumentava as carrocerias dos caminhões, soldava fendas imensas de sinos rachados – restituindo-lhes, magistralmente, seu som original –, consertava a usina elétrica de Santa Marta, que, na época, fornecia energia para Montes Claros. Era mecânico, soldador, enfim, um mestre.

Aliás, não entendia porque as pessoas o chamavam de Mestre Ponciano. Hoje, eu entendo. Sempre penso que pessoas como ele deveriam ter uma rua com seu nome, porque construíram, no silêncio e no anonimato de suas vidas, a história da cidade. Assim, a coragem de meu pai, seu silêncio observador, seu carinho e dedicação aos filhos, somado ao jeito infatigável de minha mãe, fizeram de nós uma grande família. Isso nos permitia, apesar de nossa vida modesta, ir e vir contando com o respeito da cidade: éramos os filhos de Seu José e da Dona Alzira, e ainda hoje seus nomes são lembrados com admiração e respeito. A educação dos filhos significava, sobretudo, respeito pelos mais velhos, obediência às ordens dos pais e uma grande fraternidade entre irmãos e amigos da rua, especialmente os vizinhos.

A disciplina era coisa séria. Os pais puniam os filhos por coisas até pequenas. Usavam palmatória, vara de marmelo, chicote de couro, e nós, apesar dessas surras, tínhamos uma verdadeira reverência por eles, talvez porque, naquela época, eles representavam a nossa vida, e nós, a deles. O conceito de família era intocável.

Por falar em chicote, em nossa casa havia um chicote de couro. Estava sempre pendurado na parede, como se fosse um aviso. Muitas vezes, só de pensar no chicote, a gente deixava de fazer estripulias. Pois bem, um dia o famoso desapareceu e ninguém sabia o que tinha acontecido. Por mais que conversássemos entre irmãos e prometêssemos entre nós guardar segredo, o mistério jamais foi revelado. Como resultado, uma surra generalizada para que o chicote aparecesse, com ameaças de uma segunda surra, se demorasse a aparecer. O danado nunca apareceu, mas a segunda surra sim, e das boas.

Muitos anos mais tarde, num café da manhã, meu irmão Paulo conta o que aconteceu: depois de uma surra, ele decide dar um sumiço no chicote. Meu pai trabalhando e minha mãe fazendo feira. O Paulo coloca uma panela no fogo, pica o chicote em pedacinhos, põe na panela, deixa cozinhar o couro, tempera e dá para o cachorro comer. Embora sabendo que o chicote jamais apareceria, e mesmo diante de nossas juras de guardar segredo, sabendo que as conseqüências de sua malineza seriam fatais para ele, Paulo preferiu, inteligentemente, guardar segredo. Ele sabia, por experiência própria, que segredo de irmão pequeno só se garante enquanto não briga com o outro irmão mais velho.

Eu estudava no Grupo Gonçalves Chaves e ainda me lembro de algumas de minhas professoras: Dona Ana Malveira, Dona Bela Costa, Dona Geralda Guimarães. Mulheres extraordinárias, que, juntamente com os pais, formavam aquela meninada simples, humilde e sedenta de um amanhã feliz, no qual os fatos de infância pudessem ser lembrados com emoção, com saudades do passado, porque passado só é passado quando ele não existiu. Passado lembrado com amor e leveza é eterna fonte de inspiração, é como adubo que garante que a árvore estará sempre dando frutos a cada nova estação do ano.

Os meninos de minha época brincavam muito, andavam de pés descalços, soltavam pipas, tomavam banho pelados nos rios sem poluição, faziam fogueiras nas luas cheias. Também achávamos superdivertido colocar, no meio da rua, pequenas latas com água e carbureto com um buraquinho na tampa – mistura inflamável essa. Enterrávamos as latas só com o buraquinho descoberto, púnhamos fogo no gás e ficávamos de longe a ver as pessoas voltarem apavoradas com medo de sombração, pois as ruas não eram iluminadas.

Nós, contudo, também trabalhávamos. Havia uma economia informal mantida pelos meninos e, em algumas coisas, pelas meninas. Todo mundo vendia alguma coisa – manga, laranja, pipoca, doces deliciosos, biscoitos, verduras –, e o dinheiro ajudava nas despesas da casa. Certas mercadorias eram vendidas em tabuleiros; outras, em carrinhos de mão. E como era divertido sair vendendo:

– Olha o doce, quem quer comprar?
– Olha a pipoca, quem quer comprar?

Eu também engraxava e pintava sapatos. Naquele tempo, existia uma tinta chamada "Fenomenal" e umas botinas amarelas que o pessoal da roça comprava, mas gostava de pintar de preto. Eu era ótimo nisto. Ia para a praça do mercado, punha meu engraxate num ponto estratégico e o pessoal da roça fazia fila para a pintura. Meu pai me ensinara a pintar de modo que a tinta não saísse, mesmo com chuva, o que era fundamental, uma vez que aqueles homens, vivendo na roça, estavam sempre com as botas molhadas.

Éramos nós, os vendedores, que alegrávamos a cidade com nosso vai-e-vem, com nossa espontaneidade, facilitando a vida das pessoas.

A gente vendia muito fiado, mas não tinha problema, as pessoas pagavam. A gente até andava com um caderninho. Início de mês, a gente recebia o fiado.

Na minha casa, eu era o do meio. Três maiores e três menores. Eu era pequeno para ajudar meu pai na oficina, e grande para ficar à toa em casa. Por isso, uma coisa era de minha responsabilidade: vender as flores que minha mãe fazia. Eu era vendedor de flores.

Já havia um cinema em Montes Claros, e meu pai dizia, depois que voltávamos com algum dinheiro ou das vendas ou de engraxar sapatos:

– Tira o dinheiro da matinê – que era sempre à tarde –, e o resto dá para sua mãe.

E eu ia todo feliz da vida assistir Tarzan, Flashe Gondon, João Mac Brom, Bell Elliot, Roy Rogers (era assim que a gente falava).

Minha mãe era uma artista e, apesar de todo o trabalho de casa, fazia flores, flores de papel crepom e de pano. Eram lindas as suas flores: dálias, rosas, folhagens, pareciam vivas. Eu sempre gostei das cores de suas flores, sobretudo das grandes, que chamavam mais a atenção, não obstante a perfeição com que fazia também as flores pequeninas. Meu pai fabricava os ferrinhos para ela fazer as flores.

Ora ela fazia buquê de flores variadas, ora de flores do mesmo tipo. Arrumava tudo num grande cesto e me dizia:

– Jorge, está pronto. Pode ir vender.

Punha o cesto na cabeça com uma rodilha de pano para não me machucar e melhor equilibrar e saía cantando para vender minhas flores. Cada vendedor tem um jeito de vender, o meu era cantando.

Com o tempo, fui construindo minha freguesia, começando a entender a lógica que as pessoas usavam para comprar minhas flores. Quase sempre essas flores serviam para enfeitar os quadros dos santos e imagens, abundantes na casa das pessoas. Gostavam também de colocar grandes arranjos de flores sobre a mesa, geralmente coberta com uma toalha branca.

Acabei por descobrir um lugar infalível para vender minhas flores.

Em Montes Claros, havia dois grandes grupos de prostituição: um ao lado da catedral, outro perto da Matriz de Nossa Senhora.

Eram chamados de "zona". Sei que também em outros lugares as "zonas" se localizavam muito próximas das igrejas. Será por quê?

A verdade é que sagrado e profano estão muito próximos, não saberia nem mesmo dizer se um exclui o outro, porque imagino que nem todo profano desagrade a Deus, como também não sei se todo sagrado é de Seu agrado. Aquelas mulheres eram proibidas de qualquer tipo de participação religiosa nas igrejas, e, no entanto, tinham em suas casas altares dedicados à Nossa Senhora, ao Sagrado Coração de Jesus e aos santos de sua devoção. Rezavam piedosamente ante seus santos, e aqueles eram momentos sagrados, de intimidade espiritual.

Aquelas mulheres eram chamadas "mulheres da vida" ou "mulher de vida fácil", e só num segundo momento de raparigas ou prostitutas. "Mulheres da vida" não se trata de um elogio, mas soa elogioso, ou estou enganado? Diferentemente das prostitutas de hoje, elas eram públicas, não se escondiam, todos as conheciam e elas conheciam a todos, andavam de vestidos coloridos, brilhantes, de um tecido, penso, chamado lamê, e, apesar da dor, do sofrimento e da discriminação em que viviam, andavam pela cidade, sabendo que, de algum modo, sua profissão era também uma missão.

À época, virgindade e adultério eram coisas sérias e tinham como "função" proteger as donzelas virgens e a tranqüilidade das famílias.

Ninguém se casava com uma jovem que "se perdesse", assim se falava, ao passo que casos de adultério eram, muitas vezes, resolvidos à bala. E aí entravam as "mulheres da vida".

Às tardes, quando os homens saíam do trabalho, seu ponto de parada era a zona. As esposas sabiam que seus maridos a freqüentavam e aquilo "era aceito". Não podiam ferir a honra de qualquer família, fosse pelo adultério, fosse "perdendo" uma jovem.

Quando uma jovem se perdia, os pais tomavam uma dentre as seguintes três atitudes: matar o rapaz e dar um sumiço na filha, trancafiá-la em casa, porque ela havia se tornado a desonra da família, ou levar a menina para a zona, com mil recomendações. Nesse caso, a partir daí, o pai não freqüentava mais aquela casa, mas a casa vizinha. "Questão de honra..."

Eu mesmo tive duas coleguinhas de 13 anos cujos pais as levaram para a zona, aos cuidados de Dona Angélica, uma das mulheres mais poderosas da cidade, a qual, com o delegado, o prefeito e o bispo, os mais poderosos do lugar, decidia os destinos da cidade. Nada escapava a seu conhecimento. Na cidade, se dizia: "Se Angélica não consegue, ninguém consegue". Fácil de entender, seus fregueses eram pessoas importantes da cidade. Ela era dona dos desejos mais secretos dos homens do poder.

Era lá, na zona, que eu ia vender minhas flores. Em quase todas as casas, havia um nicho com santinhos dentro, um crucifixo na parede e, em uma ou outra, uma mesa com santos em cima, como se fosse um pequenino altar.

Eu entrava livremente nas casas. Devia ter uns 8 a 10 anos de idade, a gente era inocente mesmo, e jamais senti naquelas mulheres o mínimo sinal de desrespeito à minha meninice. Eram carinhosas e maternais. Muitas me chamavam de o menino moreno de olhos verdes. Ofereciam-me doces e biscoitos. Nunca entendi por que nas portas havia lâmpadas dentro de um tipo de vaso vermelho nem por que naquelas casas só existiam mulheres. Chamava-me a atenção a alegria, a algazarra, o barulho que elas faziam. Ia sempre de manhã, por volta das dez horas, quando, invariavelmente, arrumavam a casa.

– Que flores lindas, é sua mãe que faz?
– Sim, e ela costura também – ia logo fazendo a propaganda.

Elas escolhiam as flores, as colocavam nos vasos imediatamente, jogando fora as antigas. Não aproveitavam flores antigas. Em minha simplicidade, percebia que queriam, de fato, prestar uma homenagem a seu Cristo ou a sua santinha.

Eu conhecia muitas daquelas mulheres, conhecia suas casas, e elas, ao me encontrarem na rua, eventualmente também me reconheciam.

Às vezes, vendia todas as flores; às vezes, não.

Uma vez, não sei por que cargas d'água, vendi todas as flores em uma única casa. Fiquei felicíssimo e voltei para casa cantarolando de alegria e sacudindo as moedas em meu bolso, a fim de chamar a atenção de minha mãe.

Minha mãe jamais imaginara onde eu vendia minhas flores e quão familiar eu era com as mulheres da zona.

– Uai, meu filho, já vendeu as flores?!
– Já, vendi tudo, taqui o dinheiro.
– Quem comprou tudo?
– Vendi lá na Rua Lafayete, em frente à catedral. Sabe mãe, lá tem muitas casas, cheias de mulheres bonitas, alegres. Elas me co-

nhecem. Eu sempre vendo flores para elas. Elas dizem que as flores da senhora são lindas.

Minha mãe me olhava silenciosa, aparentemente tranqüila. Ela sabia exatamente do que eu estava falando. Quem não conhecia as mulheres da Rua Lafayete? Eu só não sabia que, ao contar aquele fato, seria privado de um contato alegre com o qual já me habituara, com o olhar e o sorriso daquelas mulheres que viam em mim apenas um menino de olhos verdes, vendedor de flores.

Minha mãe recebeu as moedas, olhando-me um tanto inquiridora, como as mães fazem quando não sabem o que fazer. Calada estava, calada ficou. Era uma sábia.

Dei meia-volta e fui brincar com os colegas da rua, com a pulga atrás da orelha. Percebi que alguma coisa eu tinha feito de errado, mas não sabia o quê...

– Quem seriam aquelas mulheres?! – pensei.

Depois de algum tempo, comecei a sentir saudades das mulheres alegres da Rua Lafayete.

– Ô mãe, cadê as flores? A senhora parou de fazer?

– Parei por um pouco, mas logo, logo vou fazer mais.

Passado mais algum tempo, notei que minha mãe voltava a se envolver com as flores, e me alegrei por poder sair vendendo, substituindo, na casa de minhas amigas, as flores velhas pelas novas. Hoje percebo que havia algo de religioso em meu gesto, afinal as flores serviam para enfeitar os santos caseiros, e só num segundo momento, para enfeitar as casas. Era como se eu tivesse uma certa responsabilidade para com cada santo, ajudando a enfeitá-los.

– Olha, Jorge, aqui estão as flores. Fiz muitas desta vez. Mas, olha, não vai vender essas flores lá, não, na Rua Lafayete, tem muito lugar para você ir.

– Por quê? Lá eu vendo sempre e as mulheres gostam de mim.

Olhava para minha mãe e sabia que havia algo mais que ela não queria ou não podia me dizer. Ensinar-me quem eram aquelas mulheres seria introduzir-me prematuramente no reino da sexualidade vendida, explorada. Não falar nada seria arriscar-se a que eu, também prematuramente, descobrisse algo com que não saberia lidar.

– Olha, meu filho – disse-me com muito carinho –, não quero que você venda as flores lá. Vá vender em outros lugares. Se não vender tudo, você volta amanhã e depois e depois... não tem importância.

Minha opção era uma só: obedecer, e assim o fiz. De fato, voltei com flores para casa. O silêncio de minha mãe despertou em mim a certeza de que alguma coisa errada havia com aquelas mulheres. Mas o quê? Como podiam aquelas mulheres me fazer mal ou serem pessoas más, se elas compravam minhas flores para enfeitar seus santos?

Aquelas mulheres juntavam o profano ao sagrado com toda naturalidade. A aproximação com a catedral fazia que estivessem o tempo todo sob a sombra do sagrado, e isso talvez lhes diminuísse a culpa, ou lhes permitisse dimensionar suas vidas com olhos mais benignos. Afinal de contas, Jesus se deixou lavar os pés pela mais famosa "mulher da vida" de seu tempo. O Evangelho descreve Maria Madalena como "uma grande pecadora na cidade". E, de uma outra vez, Jesus livrou uma mulher, pega em adultério, das pedras dos falsos juízes e da multidão enfurecida com seu gesto pecaminoso.

Naquele tempo, a cidade era muito religiosa, o ritual dominava a vida das pessoas, mesmo dos clientes daquelas mulheres, todos religiosos, considerados bons pais de família, cidadãos honrados. E aí? Eles podiam freqüentar as casas delas e elas é que eram as vadias, as perversas. Talvez a proximidade da igreja e os santos venerados e lindamente ornamentados lhes dessem, não obstante tudo, a sensação da inversão da queda. Ser prostituta naquela época não lhes impedia de ter seus santos, seu crucifixo enfeitado e de se banhar espiritual e silenciosamente à sombra da catedral, em cujo sacrário estava o Corpo e o Sangue de Jesus de Nazaré.

– Oi, menino, cadê as flores? Você sumiu. Aparece lá – disse-me uma mulher que logo reconheci como sendo de lá.

– É, sumi – respondi meio sem graça.

– Ô mãe, uma daquelas mulheres disse para eu voltar lá com minhas flores.

– Tá bem, meu filho, mas você não vai voltar, não, viu?

O Grupo Gonçalves Chaves, onde fiz meu curso primário, ficava a um quarteirão das casas das "mulheres da vida". "Mulheres da vida", que estranho, não é?

Um dia, pensei:

– Vender flores eu não posso, seria desobediência, mas só ir lá seria desobediência?

Alguma coisa me dizia que não eram as flores que eram proibidas, e sim, eu, minha presença lá era proibida.

Certa feita, saí da escola e fui descendo a Rua Lafayete, como quem não quisesse nada. Podia ir para a catedral rezar ou passar em frente à casa delas. Minha cabeça se voltava para a catedral, e meu coração, para as luzes vermelhas penduradas nas casas.

– Oi, menino das flores, vem cá, menino bonito dos olhos verdes. Você sumiu, hein?! O que aconteceu?

– Nada, não, dona...

– Você está vindo da escola? – Eu estava com o uniforme. – Você mora por aqui?

– É, tô vindo, mas eu moro do outro lado, lá na Vila.

– Ah! Então você veio me ver – disse ela, brincando.

Eu não tinha resposta para ela. Ela adivinhara meu sentimento. Certamente fui lá para vê-la, talvez até querendo entrar, sem saber que aquela era uma casa "de pecado", onde, todavia, Cristo, Maria e os santos eram tratados com todo respeito, carinho e fé. Isso eu sabia.

Hoje penso que, provavelmente, eu, como aqueles santos, éramos imagens de um mundo bom do qual elas não podiam participar, mas ao qual elas, com dor, sofrimento e talvez até alegria, davam parte de suas vidas, a fim de aplacar a fúria, a vontade sexual dos homens daquele tempo. Afinal de contas, uma de suas finalidades era "preservar" as famílias e as moças virgens ou donzelas.

Como o segredo do chicote transformado em comida, também meu segredo foi religiosamente guardado. Nunca esqueci aquela cena: o vendedor de flores sem flores, na casa das mulheres da vida.

– Olha, tenho alguns biscoitos para você. Você quer?

– Quero. Obrigado, dona. – E saí comendo os biscoitos até antes de chegar em casa.

Os anos se passaram. Cresci e fui para o seminário de Mariana. Era o ano de 1947.

Fui ficando adolescente. Nas férias, quando vinha para casa, a catedral era meu ponto de ida obrigatório, e, de raspão, aquelas casas silenciosas.

Descobri depois, por mim mesmo, o segredo daquelas mulheres. Aquelas "minhas" amigas mulheres eram as pecadoras públicas, eram as prostitutas, eram as sem-vergonha, as mulheres da vida, as sem identidade, eram de todos etc. Era assim que se dizia, mas eu sabia que elas não eram "isso". Eram apenas mulheres.

Anos mais tarde, ordenei-me padre, naquela mesma santa catedral, em frente àquelas casas, onde, em minha infância, eu vendia minhas flores.

Era interessante passar diante daquelas casas. Teoricamente, eu, teólogo, as enquadrava dentro de um contexto, de uma nova visão ética do mundo; contudo, eu, Jorge, o menino vendedor de flores, continuava a olhar para aquelas casas com um infinito carinho e até com respeito. Parece que o "pecado" daquela época era diferente do pecado de hoje. Não sei em quê, mas era. Como se fosse um pecado inocente, parte do mundo daquela época, um pecado sem pecado, sem segundas intenções, um pecado socialmente necessário. Não estou dizendo que aquelas mulheres não se sentiam discriminadas, julgadas, um refugo social; porém, num contexto maior, talvez os adultos vissem nelas algo que eu, igualmente, sem saber quem eram elas, também via. "Mulheres da vida", mulheres em quem a vida parecia se realizar com plenitude por meio de um modo de estar na vida, em que o prazer era o sinal do máximo pecado. Mulheres que simbolizam a vida, o não pertencer a ninguém, entregues ao acaso, como um rio que corre para o mar, sem saber para onde está indo, e o sexo que simboliza a mulher. Que troca!

Hoje, são passados sessenta anos e ainda estou vendo, em minha memória, aquelas casas, como pintadas em um quadro azul e amarelo. Aquelas casas não existem mais. Naquela praça, hotéis e hospitais representam a imponência do lugar, no qual a catedral conta, silenciosamente, uma história de antigamente. Hoje, quando passo ali, qual numa superposição de imagens, consigo visualizar aquelas casas, como em dois quadros, um por cima ou atrás do outro, e, dentro de mim, o coração do menino vendedor de flores bate diferente, e ainda posso escutar o meu cantarolar:

– Olha as flores, quem quer comprar?

~ 2 ~
Poço da graça

Quando penso a questão da liberdade, penso também a questão do destino. Liberdade como processo de se pensar a si próprio e de se sentir capaz de escolher. Destino, se existe, como um processo de fora que intervém no existir, independentemente de nossa vontade. Liberdade como caminho, como aliança, como possibilidade. Destino como imposição, como surpresa, como choque. Na verdade, não estou certo da existência do destino. Penso, às vezes, que destino e liberdade são companheiros inseparáveis. Primeiro vem a liberdade, ou sinto-me livre, e aí o destino chega, encosta e, na surdina, torna-se companheiro de estrada, sem ser convidado. O destino, parece, são todos os atos, conseqüências de um ato de liberdade.

Na questão da liberdade, encontro-me diante do bem e do mal, do certo e do errado, do agradável e do desagradável. Posso decidir. Meu ato decisório é fruto de uma totalidade captada por minha consciência. Sou livre, ainda quando, não possuindo a totalidade de informações de que preciso, assumo a responsabilidade pelo resultado.

No destino, "sou movido" por minha vontade, mas, na realidade, não faço outra coisa senão executar uma caminhada já traçada. Caminhada boa ou ruim, não importa, vou percorrê-la.

O destino chega como um todo, sem pedir licença, acontece e pronto. A liberdade levanta os olhos, olha ao redor, quase sempre pede licença, e, freqüentemente, a resposta é não. Enfim, chega aos pedacinhos, devagar.

Escuto, então e atentamente, a voz do poeta:

> De longe, de ontem e de amanhã,
> E além do céu de doze ventos,
> O fio da vida para tecer-me
> Para cá soprou. Aqui estou.
> (A. E. Housman, S. Shropshire Lad.)

"Aqui estou". Destino ou liberdade? E que importância tem? O caminho se faz caminhando. Estar parado pode ser mais destino que liberdade.

Meu coração tenta "ir além do céu de doze ventos", onde a vida, como um fio, tece sua trama, e pára sem saber se o conduzirá o destino ou a liberdade. Ele se entristece, pois não sabe a diferença entre os dois e, por isso, não sabe qual dos dois será seu guia. E que importa? Caminha.

Quisera, às vezes, que o destino, mais ousado que a liberdade, tomasse-me pela mão, de modo que, sem rebeldia, fosse levado para "além do céu de doze ventos", à terra em que mora o amor. Eu não poderia escolher, será assim. Ponto e basta. Dentro de mim, no entanto, existe uma voz me advertindo que o amor não é fruto do destino, mas da liberdade, onde o verdadeiro encontro acontece e onde o fio da vida tece a felicidade. O destino cumpre as decisões do amor.

Não resisto, paro novamente e aplaudo, teimosamente, o destino, que, sem consultar a liberdade, tem o poder de conduzir as pessoas ao encontro que não estava marcado.

Hoje, sábado, 16 de agosto de 1996, é um dia muito especial.

Estou me perguntado o que o destino tem a ver com isso. Afinal, quem marcou este encontro, quem me trouxe aqui?

Há cerca de três meses, fui à casa do meu amigo Thales Weber Garcia, e ele me perguntou se eu queria comprar uma fazenda entre Alto Paraíso e o Povoado São Jorge, estado de Goiás, na Chapada dos Veadeiros.

– Depende – respondi, embora dentro de mim eu soubesse, em fração de segundos, que a compraria, pois "fora para isso que tinha ido lá". A liberdade e o destino haviam se dado as mãos. Estava escrito e eu quis.

– De que depende? – perguntou ele.
Ele me perguntara se eu queria sonhar e... eu sonhei.
Comprei a fazenda, cujo nome é "Capão do Negro", junto ao Parque Nacional da Chapada dos Veadeiros.
– Tem tudo a ver... Olha o nome! Destino...? Estava reservada para mim – penso.
A vista é belíssima. Um cenário cheio de magia com o Morro da Baleia bem à minha frente.
São sete e meia da noite. Meu amigo Gilson e eu passamos o dia a fazer mil pequenas coisas, sobretudo limpando a casa da fazenda, abandonada havia uns quatro anos. Estamos cansadíssimos.
O céu da Chapada, de incontáveis estrelas, é um convite à reflexão. Debaixo desse céu, dessa abóbada infinitamente majestosa, fizemos nossa moradia. Aqui nos encontramos. Aqui estamos nós.
Escolhi um dos quartos da pequena casa. Uma porta deixada ali, ao acaso, virou cama. Estou confortavelmente sentado nela. Uma luz a gás ilumina o ambiente. O silêncio é absoluto. Dentro de mim, sinto as batidas do coração e escuto o barulhinho do lampião a gás. Sinto-me como se fosse o único ser no universo.
Estou feliz de estar aqui e agora. Eu, o vento lá fora e o universo. Quatro meses atrás, jamais poderia pensar essa cena: eu escrevendo esta crônica, aqui, em minha fazenda, o Capão do Negro, numa casinha branca, apenas recuperada.
Que complô foi esse? Quem determinou esse momento?
Eu? Estava escrito?
Sim, estava escrito e aí alguém me tomou pela mão e me conduziu até o fim.
Poderia dizer que, nas entrelinhas do destino, a liberdade se deixa conduzir "para além do céu de doze ventos", à terra onde mora a esperança?...
E o acaso, o que tem ele a ver com tudo isso?
O acaso é diferente do destino. O destino é inteligente, intransigente, anda de olhos fechados e acerta sempre seu alvo. O acaso vive à revelia do destino e da liberdade. Não tem lógica ou a sua lógica é não ter lógica. É imprevisível. Deixa-se acontecer de qualquer modo. Quando o destino pega alguém de surpresa, *a posteriori* pode-se até entendê-lo, mas não o acaso. O acaso foge a qualquer compreensão, porque é da natureza dele o imprevisto, a desconexão en-

tre causa e efeito, e, depois que passa, fica sempre a surpresa de como se foi pego de surpresa.

É nesse contexto de destino, acaso ou liberdade, não sei, que vou contar a você um fato que me marcou profundamente, especialmente porque devo acrescentar uma quarta palavra, "graça", que não definirei para você, porque ela é a própria história.

Tudo começou assim:
– Onde posso comprar uma corda de *nylon* e um colete salva-vidas?
– Na Sport Center, na Pioneira da Borracha e no Carrefour também.
Eu falava com meus filhos.
– Ótimo – pensei, retornando a meus pensamentos...
– Para que você quer comprar essas coisas, onde você está indo? – perguntou o Xan, meu filho mais velho.
– Na realidade, vou comprar só por comprar. É bom ter essas coisas. De repente, podem ter alguma utilidade. Na semana que vem, vou ao Instituto Solarion, na Chapada dos Veadeiros, e podemos usá-las, ainda que só por brincadeira. A cachoeira dos Arcanjos é muito funda – completei, justificando meu desejo, não sei por que, como se não pudesse tê-lo.
– Só você mesmo para ter essas idéias – divertiu-se o Xan.
– É, eu sei, mesmo assim vou comprar, acho que podem ser úteis.
Tenho três filhos: Alexandre Augusto, que chamamos de Xan, 18 anos, João Paulo, o Jota, 16 anos, e Ana Cecília, 14 anos. Estamos em 1996. São maravilhosos e muito diferentes entre si. Fazem uma combinação superlegal. São animados, bem-humorados, alegres. Amam esportes que envolvem aventura e risco. Já fizeram cursos de rapel, montanhismo, sobrevivência na selva, mergulho submarino. Para eles, deve ser mesmo engraçado eu estar comprando salva-vidas para ir a um rio que não oferece perigo ou risco.

Estava determinado a comprar um colete e, apesar de meu tempo ser curtíssimo, fui a diversos lugares. Uma idéia fixa. Hoje, repensando, surpreendo-me, que, em nenhum momento, tenha pensado em desistir da compra. Finalmente, encontrei aquele modelo que procurava.
– Ótimo. É este, vou levá-lo.
Comprei também a corda.

Fiquei feliz. Era como se houvesse tirado um peso da cabeça. Uma sensação de leveza que me chamou a atenção. Não dei muita importância ao fato.

Ir à Chapada é sempre um momento de prazer. Durante a viagem, existe um momento, na estrada, a partir do qual passo a me sentir diferente, mais leve, mais sensível. Alguma alteração ocorre dentro de mim, embora não possa precisar exatamente de que se trata. Sei que é uma sensação ligada a uma alteração do fator espaço e tempo, algo como uma ampliação de consciência.

Às vezes, fico pensando por que a Chapada exerce tanto fascínio e magia sobre tantas pessoas, que a freqüentam, sobretudo, nos finais de semana e nas férias.

Existem pessoas de muitas partes do país que deixaram tudo e foram para lá, como que atraídas por uma força, por um ideal, que elas mesmas não sabem explicar.

Alguns dizem que a presença, em abundância, de cristais na região provocaria uma energia de paz, de luz, de vida. Outros dizem que são os grandes espaços ou a forma dos montes e serras, ou o silêncio, o céu infinitamente estrelado das noites na Chapada, a água ferruginosa dos rios. Outros ainda dizem que a região é um centro de convergência energética entre a Terra e outros planetas, com presença constante de extraterrestres. Outros, ainda, que a Chapada é um deserto verde, onde a terra conserva seu primitivo. É o primitivo da Chapada que move o primitivo das pessoas, despertando nelas o gosto e o culto pela beleza, pela simplicidade, pela naturalidade, pela nudez, pela espiritualidade, levando as pessoas às mais variadas formas de viagem, algumas chegando a oferecer risco de vida.

Parece que, na Chapada, por alguma razão, as pessoas se desprotegem ou se protegem de maneiras diferentes. Ali acontece um pouco de tudo, inclusive coisas como o relato que se segue.

O Instituto Solarion, na Chapada dos Veadeiros, é um vale, com um afluente do Rio Preto, descendo monte abaixo, formando quatro cachoeiras belíssimas.

Era março, mês de chuvas, e, nesse período, os rios da Chapada podem tornar-se, de um momento para o outro, extremamente perigosos.

Naquele dia, éramos em quatro. Íamos fechar com o Solarion as condições para a realização de nosso *workshop* de final de treinamento, no mês de junho.

Chovera durante toda a viagem. Pensávamos ter-nos faltado sorte, e que aquele seria um fim de semana com muita chuva. Para nossa surpresa, entretanto, mal acabávamos de chegar ao Solarion, a chuva se foi e o sol gostoso de março estava ali para nos receber. Chovia nos arredores, mas ali havia apenas sol, luz e calor.

Satya Mila nos recebeu com um delicioso almoço.

Na tarde de sábado, fomos à Cachoeira dos Arcanjos, com cerca de dez metros de altura, dentro de um pequeno *canyon*, formando um poço de aproximadamente 30 metros de extensão por 20 de largura e uma profundidade de 15 metros. Àquela hora, o sol não batia mais diretamente na água. O local estava úmido e frio. A água ferruginosa estava ainda mais escura, emprestando ao local uma sensação de estranha quietude.

Mônica e Cristiane nadavam despreocupadamente. Lígia e eu parecíamos ter a mesma sensação de que alguma coisa ruim poderia acontecer às duas.

– Você não acha que a água está subindo? – perguntou Lígia, preocupada.

– Não estou certo. Vamos ficar atentos. Estou preocupado também.

Ninguém disse nada, contudo ambos pensávamos na possibilidade de uma tromba d'água, muito freqüente na Chapada quando chove nas cabeceiras dos rios, pegar-nos de surpresa.

– E o colete salva-vidas? – perguntou Mônica.

– Não trouxemos. Esquecemos, fica para outra vez.

Saímos dali em direção à Cachoeira dos Anjos.

Pena não termos trazido o colete salva-vidas!

A idéia era colocar o colete para boiar, um pouco por brincadeira, um pouco por segurança, porque, para dizer a verdade, a água profunda e escura da cachoeira me causava um pouco de medo.

Assim foi, passou o sábado e não usamos o colete...

O domingo estava belíssimo. Um sol delicioso. Só cores e luz. A convite de Mila, fomos até um ponto do rio onde a água toda se junta, formando um poço, uma banheira de hidromassagem.

Nem nos passou pela cabeça levar o colete salva-vidas. Estávamos ali tranqüilos, relaxados, confluindo com a natureza aconchegante. Comentamos, displicentemente, sobre umas nuvens escuras lá bem distante.

É, por lá deve estar chovendo.

Estávamos tão bem, tão em paz, que não registramos o que poderia significar aquela formação de nuvens escuras.

Quando nos entregamos ao prazer sem receios, perdemos um pouco da capacidade de distinguir entre possíveis riscos e a realidade como totalidade convergente.

Naquela manhã, somente prazer, encontro, contato. Essa é a magia da Chapada: fazer as pessoas se entregarem ao prazer, ao encontro, sem preocupação. Penso que isso explica ou pode explicar os acidentes – às vezes fatais – que ali acontecem, pois as pessoas parecem colocar suas defesas de lado e confiar apenas no contato da beleza, da harmonia e da paz, que ali se inspira.

O almoço do domingo foi para não botar defeito. Almoçamos supergostoso, falamos descontraidamente e fechamos negócio, sem jamais imaginar o que ainda nos esperava.

O sol era só calor, luminosidade, convite.

Após o almoço, arrumamos calmamente nossas bagagens.

Havia uma nostalgia, como uma saudade de algo que ainda não terminara. Saudade tem sempre um gostinho de quero mais.

Colocamos as mochilas no carro. Despedimo-nos da Mila. Ligamos os motores de volta para casa. Partimos.

O momento de silêncio que se seguiu deixava claro o inconformismo com a partida. Certamente, uma questão de gulodice, ou não. Não sei. Temos sempre o desejo de eternizar o aqui e agora, quando ele nos está dando momentos de plenitude.

À direita, o rio. Parecia que ele virara a cara de lado para não nos ver ir embora. Afinal, estivemos com ele e nele por três dias.

– Acho que você vai ficar com saudades de nós – pensei. – Você é um rio de águas cristalinas, como se seu fundo fosse calçado de cristais cetrine. Quando se entra em suas águas, os corpos ficam dourados, adquirem uma coloração luminosa que encanta e fascina.

Conversava com o rio, quando passamos em frente de nosso poço preferido, e alguém disse:

– Que tal um último banho de despedida?

Último... despedida... aquelas palavras me soaram um tanto esquisitas, contudo a surpresa do convite apagou qualquer impressão diferente.

Houve um momento de silêncio, de dúvida; porém, logo em seguida, duas já disseram:
– Eu topo.
– Eu desço com vocês, mas não nado – disse Lígia.
Assim, paramos o carro e descemos os quatro para o rio.
A alegria era visível. Como se estivéssemos fazendo uma travessura: parar o carro, em plena viagem de volta, e tomar o último banho. Descemos até o rio. Entramos na água, que, ao calor da tarde, estava tépida, aliciante.
Lembrei-me, então, do colete salva-vidas.
Vou buscar o salva-vidas. Ficamos aqui três dias e não o usamos. Vamos inaugurá-lo. Uma profecia.
Saí do poço. Fui até o carro.
Todos sorríamos porque o poço não oferecia nenhum perigo, embora, em um de seus lados, não se conseguisse tomar pé.
Na realidade, eram dois poços, o de cima e o de baixo. Entre eles, uma pequenina corredeira. No de cima, havia também uma pequena corredeira, separando-o de uma parte mais cheia de pedra. O poço de cima, onde brincávamos, tem cerca de dez metros de comprimento por sete de largura. Não era grande, ainda que praticamente sem margem, por causa das pedras de ambos os lados, dificultando uma saída rápida. Como se o rio fosse canalizado. Aliás, esta é freqüentemente a geografia das margens dos rios na Chapada. A água cai ali dentro e não tem por onde se escoar rapidamente.
– Quem usa primeiro? – perguntei.
– Eu! – respondeu Mônica.
Coloquei o salva-vidas em Mônica e voltamos para o poço.
Mônica boiava gostosamente, enquanto Cristiane e eu a movimentávamos dentro d'água. Era uma cena de extrema simplicidade, quietude e paz. Uma confluência total dos três. Lígia, no barranco, não entrara na água. Seguia, com um sorriso meigo, nossos movimentos.
– Eu também quero usar o colete – pediu Cristiane, depois de algum tempo, soltando uma boa risada.
– Tá com inveja? – indagou Mônica.
– Tô! Parece muito legal.
Saímos do meio do poço e viemos para a margem. Recordo-me de que procurei pisar firme nas pedras do fundo. E isso foi fundamental para o que se seguiria imediatamente.

Mônica e Cristiane estavam na minha frente. Mônica um pouco à esquerda. Eu estava com o colete salva-vidas, que acabara de tirar da Mônica, e ia colocá-lo em Cristiane, quando ela, como que empurrada por uma força que vinha de baixo, foi para cima de Mônica, que exclamou surpresa:

– Que é isso, Cris? – E, de repente, olhando para sua frente, gritou:
– Tromba d'água.

Voltei-me para ela e vi o pavor em seus olhos. Quando olhei novamente para o poço, ele não era mais o mesmo. Mudara tudo. O rio subira aproximadamente um metro em dez segundos apenas. Fora o volume de água, chegando por baixo, que jogou Cristiane em cima de Mônica. Cristiane, que, segundos antes, tinha a água à altura do umbigo, estava agora com ela à altura do pescoço. Tomei-a com as duas mãos, puxando-a para a margem. Mônica estava sendo levada pela força das águas. Soltara-se de uma pedra a que estava agarrada e gritava:

– Me salva. Me salva. Rápido.

Segurava agora em uma outra pedra apenas com uma mão. O corpo todo dentro d'água, apenas a cabeça de fora. A água a estava levando. Com uma rapidez e força que não sei explicar, arrastei-me por cima das pedras, já cobertas de água, e consegui segurar em uma de suas mãos, puxando-a para fora.

A essa altura, em apenas 30 segundos, o rio já havia subido por volta de dois metros. Tudo acontecera numa fração de tempo: sair do meio do poço, vir mais um pouco para a margem, ajudar Cristiane a sair e salvar Mônica. Um pânico. Um horror.

Saímos da água, que subia a olhos vistos, enquanto subíamos rapidamente barranco acima, atônitos. Era difícil acreditar no que estava acontecendo. Ficamos ali parados, assistindo a um espetáculo da natureza, nunca antes visto: uma tromba d'água. O poço, onde, segundos antes, nadávamos tranqüilos, emendara-se com o de baixo. Eram agora um só. Mal podíamos acreditar no que víamos. A água aumentava de todos os lados, como se houvesse uma coluna d'água deslizando em cima do leito do rio. Sua força, seu volume e sua violência nada tinham a ver com a tranqüilidade, transparência e harmonia que vivêramos alguns segundos antes.

Não podíamos imaginar que aquelas nuvens escuras, avistadas umas duas horas antes, anunciavam chuvas, exatamente nas cabeceiras do Rio Preto, e que agora suas águas tinham chegado ali.

— Nosso Anjo da Guarda nos salvou — afirmou Lígia, rompendo o silêncio.

— Sim. Deus nos salvou — concordei emocionado.

Naquele instante, tive uma consciência profunda de que fôramos objetos de uma atenção especial de Deus, já que dificilmente alguém escapa de uma tromba d'água.

É difícil entender ou explicar o que acontece nesses momentos. Coincidências apenas não explicam a concatenação e sincronicidade de tantas variáveis que resultaram em nosso salvamento:

Por que minha insistência em comprar o colete salva-vidas?

Por que só o usamos na hora de ir embora?

Porque se o tivéssemos usado antes, não o teríamos usado na hora de ir embora e, nesse caso, a tromba d'água nos teria pegado no meio do poço, sem nenhuma chance de salvamento.

Por que Cristiane disse que também queria usar o colete?

Porque, assim, saímos do meio do poço para uma parte menos funda. Do contrário, a violência da água nos teria pegado no meio do poço, e, com colete ou sem, teríamos sido arrastados por sua força.

Por que Lígia não quis tomar banho?

Para me dar tempo de acudir a Cristiane e salvar Mônica. Se Lígia também estivesse dentro do poço, um de nós ou todos teríamos sido arrastados pelas águas. O rio arrasta, leva tudo de roldão.

Após alguns minutos, a violência das águas começou a diminuir. O rio continuava cheio, embora comportado dentro de seu leito.

Ficamos mais um pouco em pé, ali na margem, desencantados com o que acontecera e surpresos pela demonstração de força que a natureza acabara de nos dar.

Voltamos para o carro. Queríamos falar, comentar, mas as palavras saíam em monossílabos.

O carro partiu. O caminho de volta até Alto Paraíso é bastante tortuoso, irregular, com montes de ambos os lados. A região é muito bonita.

Passados uns cinco quilômetros, paramos o carro e saímos. Precisávamos respirar, precisávamos de uma energia diferente, energia de terra, de ar, de calor.

O sol da tarde iluminava suavemente os picos dos montes. A paisagem era tranqüila, repousante, acolhedora. Alguns bois pastavam indolentemente, emprestando um ar bucólico ao ambiente.

Demo-nos as mãos. Olhamo-nos profunda, intensa e docemente. Era como se nós quatro, naquele instante, tivéssemos um só coração e uma só alma. Sentíamo-nos privilegiados, unidos em uma ou por uma única força que nos salvou os quatro de uma só vez. Tornamo-nos gratos, devedores e cúmplices na existência um do outro.

Rezamos. Agradecemos e reverenciamos o universo a nossa volta. Abraçamo-nos ternamente. Voltamos ao carro. O sol suave da tarde se escondia por detrás dos montes e a Chapada se preparava para mais uma noite de um céu infinitamente estrelado.

Passei para o assento do lado. Mônica pegou o volante. Já era noite. Cristiane e Lígia conversavam delicadamente no banco de trás. As três tomaram conta do meu sono. Quando abri os olhos, vi um mar de luzes na noite silenciosa do Planalto. Descíamos a ladeira do famoso "Posto Colorado".

Sonhei que eu era um pássaro que só podia voar na mesma direção. Via o mundo lá embaixo e não podia pousar. Foi bom acordar. E aí pensei: será que existe mesmo liberdade, destino, coincidência, acaso, será que alguém morre antes da hora, que os anjos protegem realmente as pessoas, e que existe uma premonição inconsciente?

Esse fato que contei pode ser visto dentro dos mais variados contextos, fruto de nossa liberdade, de um contexto de pura coincidência, acaso, destino ou dentro de um contexto quântico, no qual as coincidências não existem, mas tudo depende de tudo, tudo influencia tudo, tudo está inter e intraligado a tudo por uma energia cósmica e universal. Neste universo, diz o poeta, quando sacudimos uma árvore, balançamos uma estrela.

Não acredito em coincidências. Na realidade, formou-se uma matriz de variáveis que, unidas, interligadas, intraligadas umas às outras, resultou num efeito cuja sincronicidade criou a possibilidade de uma mudança quântica de variáveis, que, sozinhas, não teriam condições de nos salvar. Formou-se uma matriz energética em que as variáveis, interligando-se por seus nós, resultaram numa rede, como um mapa, cuja leitura era: a estrada de volta foi reencontrada.

Chegamos à conclusão de que nada é por acaso. Tudo obedece a uma ordem maior, a uma sabedoria maior, a uma regulação cósmica na qual nos enquadramos sem saber por que nem como. Aquela tarde serviu apenas para tentar compreender, talvez responder a essas questões. Será que os mistérios do cotidiano não seriam mais facilmente desvendados se prestássemos maior atenção aos sinais que nos chegam de tantas partes?

Como aquilo tinha acontecido logo conosco? Por que os sinais nos escaparam? Ou aquilo era o sinal que ainda não tínhamos sabido ler? Uma nítida impressão de que fôramos salvos pelas mãos de Deus nos dava uma sensação de alívio e de ação de graças.

> Não se vendem dois passarinhos por um asse?
> No entanto, nenhum cai por terra,
> Sem o conhecimento de vosso Pai.
> Até os cabelos de vossa cabeça estão contados.
> Não temais, pois!
> (Mt. 10, 29-32)

> Olhai as aves do céu
> Não semeiam, nem ceifam,
> Nem recolhem nos celeiros,
> E vosso Pai Celeste as alimenta.
> Não valeis mais que elas?
> (Mt. 06, 26)

> Considerai como crescem os lírios do campo
> Não trabalham nem fiam,
> Digo-vos, entretanto, que nem Salomão,
> No auge de sua glória, se vestiu como um deles.
> Se Deus veste assim a erva do campo... quanto mais a vós,
> Homens de pouca fé.
> (Mt. 06, 28-30)

> O fio da vida para tecer-me
> Para cá soprou. Aqui estou...

Fica um sentimento de profunda gratidão por estarmos vivos e a certeza de que a vida é para ser vivida. O "Caminho do meio" é o caminho da morte, mas é o único que nos faz sentir vivos e com um compromisso real perante nós mesmos e perante os outros. O risco prega suas peças, mas sem ele a vida permanece na neblina, sempre à procura de um sol de uma manhã acontecendo. Lígia Maria, Cristiane Zuim, Mônica Alvim e eu somos o destino vivo de um ato de nossa liberdade. Assim é.

~ 3 ~
Espaço e tempo: realidade ou ilusão

A história

Cada dia que passa
Nunca é a mais – sempre a menos.
Inicia o amanhã – o ontem acaba,
Um passado a menos – um futuro a mais.
Tudo que teve início
Implica, também, o fim.
É um bom princípio
De uma lógica sem fim.

Mathusalém Quaresma

Estou sentado à minha mesa de trabalho. Mil papéis. Olho uns, separo outros, jogo outros fora. É noite.

Minha cabeça é como minha mesa, que tem mil pedaços de papéis. Observo uns, deixo outros. Alguns, porém, vão se juntando, tentando criar sentido. Paro e olho. De repente, estou escrevendo: "Espaço e tempo, realidade ou ilusão?"

Espaço e tempo são minhas dimensões, com elas me confronto cotidianamente. Tento me colocar com segurança diante da complexidade e, às vezes, ininteligibilidade da vida, procurando ter sob controle essas duas realidades.

Fico brincando com as palavras: o tempo passa, eu passo no tempo, o tempo passa no meu espaço, meu espaço é o tempo sob medida, eu existo no tempo e no espaço. O que isso significa exatamente! Opa! Que é que estou dizendo?

Aí, o professor que mora dentro de mim diz, pausadamente, tentando botar ordem em minha confusão:

– Vivemos, nos movemos e somos na razão em que atribuímos significado à realidade. Essa, por sua vez, se oferece, silenciosa e ostensivamente, à nossa contemplação. De algum modo, temos e somos o mundo que criamos. Ele passa a ser uma criação nossa, um reflexo daquilo que introjetamos e, posteriormente, projetamos. As coisas, os fatos, simplesmente, existem. Eles são o que são. Uma pedra é uma pedra. É uma realidade sem vida, sem sentido, como um carro, uma revolução, uma fantasia ou um sonho.

Quando as coisas caem em nosso campo de observação, adquirem significado e passam a ser vistas a partir de nossos referenciais. Os valores que vivemos são reflexo de um mundo constituído e construído por nós mesmos, e correspondem, freqüentemente, a uma necessidade nossa de ter a nós mesmos sob controle. Dividimos para poder compreender, atribuímos nomes às coisas para poder nos localizar, acreditamos para ter a sensação de que o futuro é o presente e de que não nos enganaremos.

– É, interessante – penso, quase satisfeito com meu professor interno. A explicação parece boa, mas será que as coisas se esclarecem ou mudam, apenas porque foram explicadas ou desvendadas?

– Claro – assente o professor apressadamente. – Mudam sim. Conhecer é o início de qualquer mudança. Se você nem imagina o caminho, ou fica parado ou corre o risco de se perder.

– Hum! Isso está me cheirando claro demais! Em todos os casos, uma coisa parece certa: é procurando que nos tornamos possíveis. E, na medida em que nos tornamos possíveis, podemos nos tornar mais livres.

– Por que você não diz: – pergunta o professor – andando me torno livre, sinto, faço mais. Crio possibilidades.

– É. Eu não disse andando, disse procurando, mas, com certeza, é andando que vejo o mundo, que me descubro. Quando ando, me abro ao novo, ao que me faz medo, amplio minhas possibilidades de ser, realmente, livre.

– Você está fugindo do assunto – alerta o professor, um tanto sério.

– Está bem.

Volto, pensativo, para dentro de mim mesmo e começo a me doutrinar: tenho a sensação de que estou sempre nas três dimensões do tempo. Misturo tudo. Às vezes, não sei onde me encontro, se no passado, no presente ou no futuro. Vivo um como se fosse o outro. Sonho e realidade se confundindo, ou vivo de tal modo meus sonhos que os experiencio como presentes. Aí penso: será que todo mundo é assim também? Será que o tempo é uma ilusão, e apenas o presente existe e nele tudo se encontra, o passado como lembrança, como memória, e o futuro como preocupação, como antecipação?

– É – penso, quase à guisa de conclusão –, vivo, sem me dar conta, um imenso presente onde tudo está incluído.

– Dize-me, então – afirma o professor, um pouco surpreso com minha conclusão –, como seria a mente humana se ela não dispusesse do passado e do futuro? Como seria existir em um eterno e consciente presente, onde o sentido das relações causais pudesse ser sempre encontrado na experiência imediata do aqui e agora?

– De um lado – respondo, num misto de preocupado e feliz –, a pessoa teria toda a totalidade presente diante de si mesma, mas aí ela poderia ser ofuscada por essa luz de infinita grandeza e talvez até ficasse imobilizada, paralisada diante da complexidade ou simplicidade, não sei, que as coisas passariam a ter. Por isso, parece, precisamos do passado e do futuro. Do outro lado, seria a plena liberdade, liberdade que só a apreensão e a experienciação da totalidade produzem. Liberdade sem precisar nos controlar, *a priori*, porque teríamos tudo diante de nós e porque veríamos a realidade assim como ela é, sem nossas introjeções ou projeções. O medo, se houvesse, seria visível, sem antecipações.

– Gostei – disse o professor, olhando-me com complacência, e continuando –, nossa confusão vem do fato de que vivemos nossas memórias como se o tempo não tivesse passado e vivemos nossas expectativas como se o amanhã pudesse ser controlado, e aí perdemos a riqueza e a beleza criativa que só a totalidade do presente possui. Passamos a vida a nos debater entre passado e futuro, perdendo, freqüentemente, a grandeza e o frescor da energia do presente. O passado não nos restitui nada. Ele não nos deve nada.

– Parece que é mais fácil falar do tempo que do espaço. Talvez até porque seja mais fácil falar do abstrato que do real, ou... é o contrário? Estou meio confuso!

– Deixa comigo – tranqüiliza o professor –, isso é assunto meu. O tempo é aliado do espaço. Vivemos construindo nossos espaços. E, ao construí-los, temos a sensação de que controlamos nosso tempo. O primeiro de todos os espaços é o corpo. O corpo é o campo espacial no qual vivemos. Esse espaço é talvez o menos observado, o menos sentido. Usamos esse espaço, o corpo, para conquistarmos outros espaços. Espaço não é apenas algo geográfico, é também algo existencial. Damos sentido ao corpo, à casa, ao carro, na razão em que nos sentimos existentes neles e por meio deles, na razão do tempo de que precisamos para tê-los ou construí-los. A construção desse espaço é lenta e difícil. O corpo é o lugar em que habitamos. Podemos achá-lo lindo, uma obra de arte a ser admirada e que expomos sem medo de críticas, ou o guardamos cuidadosamente, o escondemos, até porque temos medo dos ladrões de nossas ilusões e sentimentos ocultos.

– Agora foi você quem fugiu do tema. E o espaço, onde fica? – perguntei.

O professor parecia deslizando sobre ondas:

– Na verdade, o corpo é intrinsecamente o espaço vivo, atuante, embora tenhamos diversos corpos em um único corpo. Possuímos um corpo experimental, responsável por quando queremos experimentar o corpo, saber nossos desejos e motivações mais íntimas, antigas; temos um corpo experiencial, para quando queremos saber como o corpo funciona e aqui estamos atentos aos sentimentos, emoções, desejos; há um corpo existencial, quando nos perguntamos para que do corpo, a que serve pensar em valores que vivemos ou desrespeitamos, é o corpo como expressão máxima da existência; e temos ainda um corpo transcendental, por sua individualidade e singularidade absolutas, como instrumento visível de uma relação, ao mesmo tempo metafísica ou de sentido e ecológica, que mantemos com o mundo. Um corpo sede de um mundo de espiritualidade e de sacralidade que, muitas vezes, não conseguimos perceber. Não podemos pensá-lo isolado do mundo. O corpo está essencialmente e por natureza imerso no outro mundo. Esse nível transcendental do corpo ocorre quando as três dimensões anteriores se harmonizam entre si, adquirindo, então, a dimensão espiritual e do sagrado.

– O corpo, o grande esquecido – continua ele, como se minha questão não tivesse importância alguma –, é um burro de carga. Muitas vezes, só nos lembramos dele quando está fraco, doente, envelhecido. O corpo, para muitos, é apenas um espaço que a cabeça carrega, como um apêndice, um servo a serviço do desejo de ter e de fazer. É sujeito de deveres, com poucos direitos. Percebemos que o tempo passou quando observamos o espaço de nosso corpo e vemos que o tempo começa a deixar nele suas marcas, seus sinais. E aí queremos retornar no tempo e no espaço, recuperar os tesouros que a vida nos ofereceu, como saúde, forma física, beleza, coragem, e então começamos a sentir saudades de nós mesmos, do tempo que vimos passar, simplesmente passando.

– Gostei do "sentir saudades de nós mesmos", mas... qual é a função do tempo e do espaço na construção dessa saudade? Supõe a saudade que as coisas não terminaram? É ela algo como "um gostinho de quero mais"? Será que, quando as coisas se completam realmente, continuamos a sentir saudades delas? Ou saudade tem sempre a ver com o inacabado? Será que a saudade é, simplesmente, um sentimento humano pelo qual as pessoas exprimem um desejo de uma autonutrição sempre mais completa? Seria a saudade um anseio de totalidade, ou teria a ver com culpa por algo que não completamos?

– Tempo e espaço são processos por meio dos quais eu existo, experiencio e experimento a mim mesmo e o mundo fora de mim. Existe, é claro – continua o professor, um tanto friamente –, um espaço físico feito de relações. Esse espaço está sob controle. É visível, mensurável. O espaço se complica quando o vemos em sua relação com o tempo. Nesse caso, precisamos procurar por significações ou por relações significativas. É a relação entre tempo e espaço que cria o movimento, a energia que predispõe à vida, ao contato. Procuramos o sentido das coisas e vemos que as coisas não têm sentido. Eu, sim, tenho sentido e dou às coisas o sentido que dou a mim mesmo. As coisas sou eu projetado fora de mim mesmo. Elas são uma mágica extensão de mim mesmo, em meu mundo de realidade e fantasia.

Estou olhando este fim de século – prossegue ele, como que se aprofundando em sua própria procura – e vejo sinais claros de uma mudança de paradigma, ou seja, tempo e espaço começando a se redimensionar com o fenômeno da globalização, da mulher ocupando um lugar definitivo no mundo, do retorno ao sagrado, o corpo todo em tudo, a sexualidade mais presente e com menos tabus, a questão ecológica ganhando espaço. Esses sinais vão surgindo, vigorosamente, por toda parte, como conduzidos por uma força superior que organiza o cosmo qual uma totalidade criativa e transformadora.

– Essa é uma visão otimista da realidade – interrompo-o, indagando-me sobre a realidade de suas palavras.

– De outro lado, paradoxalmente, existem movimentos, ou talvez fosse melhor dizer experiências de autolimitação, que dificultam a regulação organísmica individual e universal – por exemplo, o aumento e a generalização do uso de drogas, um certo tipo de religião criando uma religiosidade perigosa e castradora, a violência causadora de uma ansiedade incontrolável. Sinto uma instabilidade emocional, um medo coletivo da não entrega, sinto como se um desastre, uma catástrofe generalizada pesasse sobre o planeta, sinto um medo do amanhã, uma desconfiança como se o pensamento falhasse, coletivamente, e a mente humana fosse arrastada irrevogavelmente mais para o erro, para o vício que para a verdade e a virtude.

A voz do professor encerrava um misto de tristeza e solidão. Falava de olhos baixos, como procurando algo no chão.

– Tempo e espaço têm muito a ver com emoção. Há momentos que parecem uma eternidade e há eternidade que parece uma fração do tempo. É! O tempo passou e não percebemos, ou esse tempo não passa, dizemos. Somos mais sensíveis ao tempo e ao espaço, dependendo das emoções que vivemos naquele momento e naquele lugar. Somos, de fato, emoções. Pena que perdemos o hábito de lidar com elas! Sem emoções, é difícil perceber o sabor da realidade – disse ele, parecendo concluir algo que não chegou a dizer, mas que estava ali, brigando com ele.

Depois de tudo isso, penso e procuro qual é a real função do tempo e do espaço. Como é possível a pessoa humana criar sinais de uma nova era, de um novo tempo e de um novo espaço, de uma nova humanidade, acionando mecanismos de reestruturação cósmica, universal, e, ao mesmo tempo, percebermos, fortemente, uma desesperança, uma sensação de fracasso total, como o grito da guerra e de violência que se ouve, hoje, em diversas partes do mundo, como se a paz fosse apenas um canto antigo cantado pelos anjos, na noite do nascimento de Cristo.

Se o mundo é uma criação nossa, estaremos criando um paradoxo, uma ilusão, ou, simplesmente, estaremos vivendo os momentos finais da antítese do tempo e do espaço, quando se seguirá a tese de um novo tempo e de um novo espaço?

Será que viver é iludir-se, é apenas sonhar, é estar continuamente colocando barricadas para que o mal não invada, de vez, a Terra, ou viver é também usufruir, momento por momento, o ar que respiramos, o prazer de nos encontrarmos no amor e no sexo, na grandiosidade de ser mulher e de ser homem, de ser irmão um do outro sem *a priori* de nenhuma espécie que destrua a unidade homem–natureza ou que impeça a regulação organísmica corpo–mente–mundo? Na verdade, perdemos nossa capacidade de transgredir.

Meus pensamentos buscam, querem uma resposta. Eu discuto comigo mesmo à procura de uma coerência. A resposta parece gritada a meus ouvidos: pense, sinta e faça a realidade acontecer aqui e agora. É no aqui e agora que encontramos as respostas. Não existe caminho antes da caminhada. É preciso transgredir.

Abandono a questão teórica de tempo e espaço. Talvez tempo e espaço sejam os elementos essenciais da totalidade. Estamos imersos neles. Somos o tempo e o espaço visíveis. Somos os resultados deles. Olho para mim, olho para você e aí sei o que é o tempo e o que é o espaço na vida.

Criado à imagem e semelhança de seu Criador, o ser humano, mulher–homem, é isso que ele tem sido. Nada mais, nada menos. Mistura de ser e de ter, de nada e de tudo. Sobe o Monte Tabor e se diviniza, sobe o Calvário e se humaniza. Mistura de Deus e de Homem, perde-se, confunde-se diante de sua própria potencialidade e beleza. Transforma-se ele próprio no tempo e no espaço. Torna-se a medida de tudo.

Subo ao alto da montanha. É noite. De lá vejo um mar de luzes, um chão de estrelas. O silêncio toma conta do tempo e do espaço. O sentido de tudo precisa ser procurado. Sempre. A noite facilita algumas coisas, dificulta outras. Existem fantasmas perambulando por minhas noites.

Amanhece. É tudo agitação. Espaço e tempo passam a ser medidos, pesados e contados. Agora tudo será analisado detalhadamente. É dia. Talvez até já se saiba o que será encontrado. O homem se perde. Eu me perco na multidão das pessoas e de minhas expectativas à procura de novos caminhos, de algum lugar com mais luz dentro de mim mesmo.

É proibido não procurar. Não importa o que se vai encontrar. O caminho do meio é o caminho da morte, mas é o único em que podemos escolher nossa própria morte. Anda, não tenhas medo. Transgrida.

Que importa se espaço e tempo são realidade ou sonho.

Tu és real. Caminha teu caminho, caminhante.

Sou um caminhante. Tenho andado por muitos espaços e por muitos tempos. Encontrei luzes e sombras, luzes que fazem sombras, e sombras que iluminam. Espaço e tempo nada são. Você é, e tudo é o que você é. Não esqueça seus sonhos. Sonhe. Sonhar é viver, embora viver não seja sonhar. Usufrua tempo e espaço. Não importam os nomes. É proibido envelhecer.

– Não envelheça, papai – disse Ana, minha filha caçula, quando tinha 8 anos –, porque, se envelheceres, não dançarás comigo a valsa de meus 15 anos...

Que importa se espaço e tempo são realidade ou ilusão. Tu és real. Caminha teu caminho, caminhante.

Eu vou dormir... É uma e meia da manhã. Tudo dorme, o silêncio é total. Só minha mente está acordada. Meu cérebro se parece com a Avenida Paulista, às oito horas da manhã, com milhões de carros procurando onde estacionar. Não consigo estacionar.

~ 4 ~
Entrada franca

Corria um boato de que a festa seria um grande acontecimento. Ninguém sabia exatamente por quê. Havia no ar um curioso silêncio. Talvez todos esperassem surpresas. Comentava-se que o pessoal era meio esotérico, e isso causava uma certa excitação. Muitos procuravam saber quem eram os convidados, mas depois se soube que não havia convidados. Era uma festa aberta. Ninguém pagava nada. O convite se fazia a boca-a-boca. Era uma festa "vai quem quer", o que animava uns e desanimava outros.

Por volta das nove horas da noite, as pessoas começaram a chegar. A noite estava belíssima. O céu estrelado oferecia uma visão de infinita paz. Alguns paravam para contemplar o céu, outros passavam à procura da entrada, um pouco escondida pelas árvores frondosas.

Um lugar extremamente cuidado. No centro do jardim, uma grande pedra pontuda. Um altar? Um símbolo fálico talvez, dominando, imponente, o ambiente. O jardim era parca e cuidadosamente iluminado. Luzes amarelas se refletiam nas copas das árvores, que pareciam coroas douradas balançando ao suave vento da noite.

A casa era ampla, com vários ambientes. Logo na entrada, um imenso salão. Algumas árvores frondosas criavam uma penumbra à sua volta. Em muitos troncos, cercados de confortáveis bancos pintados de preto e branco, a uma altura de mais ou menos dois metros, podia-se ler uma delicada placa: "Yin", "Yang", "Yin e Yang".

As pessoas se assentavam displicentemente sob a copa das árvores. Rafael, o anfitrião, era alto, magro, cabelos encaracolados, tez morena. Imponente. Tinha um jeito de quem sabia o que queria. Um imenso brinco egípcio brilhava em sua orelha esquerda. Sua voz era suave, aveludada. A tatuagem de uma fênix realçava a forma de seu braço. Falava pouco. Quando interrogado, respondia delicadamente às perguntas. Parecia um monge. Usava roupas folgadas que lhes escondiam os movimentos. Aparentava uns 45 anos.

Um grupo de pessoas conversava animadamente embaixo de um portal feito de três pedras imensas. O número de pessoas crescia e, com elas, a curiosidade. Tudo ali era livre. O objetivo da festa era um encontro espontâneo e gostoso entre as pessoas.

Gabriel, o outro anfitrião, era ágil, caminhava suavemente, parecia levado por asas invisíveis, deslizando entre os convidados no imenso jardim, agora começando a ser iluminado pelos primeiros raios da lua. Naquela noite, flutuava no céu uma energética lua azul. Quando chegava alguém, ele se aproximava e perguntava num tom que não se sabia exatamente o que significava:

– Você quem é?

Mas não parecia querer, de fato, uma resposta.

Sua pergunta desencadeava uma procura imediata dentro de cada um. A maioria das pessoas apenas olhava para ele e sorria, sem entender o porquê da pergunta, se a festa não tinha convidados especiais. O anonimato era o forte da festa.

Havia muita gente. Grupos de amigos se organizavam, naturalmente, em qualquer lugar do jardim. As pessoas se sentiam à vontade, não obstante o caráter meio insólito do evento.

Miguel era alto, forte, um físico privilegiado. Tinha um rosto alongado, com entradas bem definidas. Parecia um lutador, embora transmitisse calma e tranquilidade impressionantes. Um samurai. Caminhou até um grupo maior de pessoas e disse:

– Gente, é muito bom ter vocês aqui. Sintam-se à vontade em nossa casa. Esta é uma casa aberta, acolhedora. Preparamos esta festa e convidamos vocês para se associarem a nós na celebração da beleza desta noite de lua cheia. Azul. Ela é nossa única convidada. O prazer de vocês é nosso prazer. Sintam-se em casa, por favor.

Os três homens deixaram o centro do jardim e se dirigiram, tranqüilamente, para um lado onde havia algumas árvores muito altas. Queriam deixar os presentes à vontade. Era uma festa atípica, pois parecia uma festa sem finalidade, ainda que se sentisse a leveza do lugar e das pessoas.

As pessoas recomeçaram a falar, emprestando novamente ao lugar a sensação de leveza que todos sentiam antes. Parecia, entretanto, que o inconsciente do grupo os levava a tecer comentários sobre o sentido da festa, do porquê daquelas placas nas árvores e, sobretudo, da sensação comum de que alguma coisa pairava no ar, sem que se soubesse exatamente o que era. As pessoas sempre procuram por certezas.

Algumas mulheres distribuíam "salgadinhos" naturais. Os sucos, feitos das frutas mais exóticas. Estavam deliciosos. Eram lindas as mulheres. Como que escolhidas a dedo. Falavam despreocupadamente. Pareciam ser do grupo de organizadores da festa, mas não tinham nada que as identificasse. Usavam roupas longas, saias soltas, blusões quase transparentes. Pareciam vestais da suavidade andando pelos jardins daquela mansão um tanto diferente ou de gente aparentemente diferente.

A música um pouco alta era convidativa e provocante. Os presentes falavam livremente de um para outro grupo. Havia uma curiosidade geral pelo desenrolar da festa. O objetivo da festa era a festa e estar daquele modo fazia parte da festa.

Patrícia tinha um aspecto nobre, olhos amendoados, usava uma saia curta, que deixava ver seus joelhos e suas pernas de atleta.

– Acho que estou na festa errada – pensou alto.

– Não, não está – retrucou Rafael, aproximando-se. – Aqui nada é certo ou errado. Aqui as coisas são, simplesmente, diferentes umas das outras. Celebramos o aqui e agora. Para que buscar lá fora as razões que podemos encontrar aqui mesmo? Elas estão em todos os lugares, é só encontrá-las.

– Mas diga-me, porque pensas estar numa festa errada? – perguntou Gabriel no jeito suave de falar.

– Um lugar maravilhoso, tanta delicadeza, sem nada em troca – explicou ela.

– Sim, existe troca, a mais difícil. Parece mais nobre dar do que pedir. Convidar é uma forma sutil de pedir. Convidamos e estamos recebendo a alegria, a vibração e a beleza de vocês. Isso não tem preço e é o nosso preço.

Após um momento de silêncio, ela indaga:

– Por que estas placas nas árvores?

Ao escutar a pergunta de Sheila, alguns se aproximaram para ouvir a resposta.

Ele pede que as pessoas se sentem.

Foram se sentando em roda, na grama verde do jardim. Era uma cena bonita de ver, com as pessoas apenas iluminadas pela luz suave do jardim. Elas eram só curiosidade.

– Yin e Yang são modos, são expressões da natureza, que é riquíssima em detalhes – começou Rafael –, e que nos surpreende nos mínimos aspectos; basta apreciá-la, para se apaixonar por ela. É uma mistura maravilhosa de opostos, de complementares, de macho e fêmea, de masculino e feminino. Nascemos masculino e feminino. Ao longo dos anos, nos tornamos homens e mulheres. Ser homem e ser mulher, mais que um fato, é uma sensação. Um homem pode não se sentir totalmente macho, como também uma mulher pode não se sentir totalmente fêmea.

– E de que isso depende? – perguntou Bete, uma mulher alta com sotaque estrangeiro, de olhar irrequieto e que pareceu tocada pela palavra de Gabriel.

– Um pouco você nasce e um pouco você se torna – respondeu Rafael, tomando a palavra.

– Vivemos no mundo e o mundo nos diz respeito a cada instante. Corpo e mundo fazem um acordo, embora, quase sempre, um se sobreponha ao outro de algum modo. Na relação pessoa–mundo encontra-se a chave para a maioria dos mistérios humanos.

– Desculpe-me – interrompeu Paulo, um jovem de cabeça raspada, com uma pequena e charmosa cicatriz no rosto –, não entendi o que tem tua fala a ver com Yin e Yang.

– Tudo a ver – afirmou Miguel, em seu tom forte e decisivo. – Habituamo-nos a ver o homem e a mulher com características definidas. Isto é de homem, isto é de mulher. Homem e mulher, mais que um oposto, são um contínuo, no qual os extremos definem a pessoa, talvez até o sexo. De fato, todos somos masculino e feminino ao mesmo tempo. Os genitais não são suficientes para definir homem e mulher. Nos tornamos homem, nos tornamos mulher, sobretudo, pelo exercício contínuo de nossas tendências para uma ou para outra direção das extremidades. O ambiente desempenha um papel decisivo neste processo. Em muitos de nós, essa distinção não está clara. Em muitos de nós, o ser homem ou ser mulher não assumirá as tendências claras de ser macho e fêmea e de se comportar como tal. Aliás, é hora de falarmos com simplicidade em três opções naturais do ser humano: o masculino, o feminino e o homossexual. Homem e mulher necessitam do exercício mental de se olhar, de se contemplar e de se expressar em sua posição de macho ou fêmea. Sentir-se macho ou fêmea ou homossexual é uma integração do pensamento e das emoções. Quando essa integração se faz, o lado motor assume claramente aquilo que a relação mente-corpo experiencia, por excelência.

Desta vez foi Malu, uma jovem negra muito bonita, a interromper Miguel. Malu chamava a atenção por seu jeito silencioso de andar, por seu olhar suave e terno de encarar as pessoas e pelas formas arredondadas de seu corpo, escondidas pelas roupas folgadas que usava. O cacho de uvas brancas que segurava nas mãos lhe dava uma suavidade toda especial.

– Diga-me, Gabriel, falas de teorias ou de fatos? Está me parecendo que para ti Yin e Yang são sinônimos de masculino e feminino. Entendi bem?

– Sim – assentiu Gabriel, olhando profundamente os olhos de Malu. – De certo modo, sim. Somos síntese do universo. Em nós, o universo se resume em possibilidades. Somos o universo possível, visível e ambulante. Nada fora de nós tem sentido; antes, somos nós que damos sentido às coisas. Somos seres em permanente relação com o mundo.

– E de certo modo, não – continua Gabriel. Havia um ligeiro sorriso em seus lábios. Olhar para ele dava a todos uma sensação imediata de paz. – Yin e Yang são também os lados visíveis de todas as coisas no universo. Tudo pode parecer Yin e Yang, ou mais Yin ou mais Yang. Essa percepção não é totalmente subjetiva, não é simplesmente uma criação nossa. A realidade apresenta características claras, que definem os seres. Assim como as pessoas, também as coisas têm características que as tornam, nesse contínuo de definição, mais Yin ou mais Yang.

– Que características são essas? – perguntou Ana, uma jovem loura, cabelos longos, beirando os 20 anos, num misto de impaciência e curiosidade.

— Yin — prosseguiu Gabriel — relaciona-se com doçura, suavidade, quietude e, sobretudo, com a beleza. Yin é o feminino. É um estado no qual a união de tudo isso cria a estabilidade. O feminino é o mais permanente. Você percebe, Ana, que a mulher é mais Yin, porque essas características são sua natureza. Ela está assim no mundo. Tem a suavidade, a clareza, a meiguice da Lua. Esconde suas fases, precisa ser descoberta, esperada, e, quando surge em sua plenitude, é lua cheia, cheia de paz, de poesia, de convite.

Miguel olhava atentamente para Gabriel, procurando um momento de interrompê-lo, sem lhe tirar a palavra.

— Yang — começou Miguel — é força, decisão, assertividade, firmeza. É como o sol do meio-dia. Inunda tudo de luz, não deixa nada no escuro. Brilha, penetra, mesmo onde não é chamado. Queima até, se você não se defende de seus raios. Yang batalha pela verdade sempre, não importa onde ou quando. Sabe sempre o que quer. É movimento, mudança, coragem, risco, decisão.

— Yang me espanta um pouco — cochichou Ana aos ouvidos de Malu, que assentiu com a cabeça. — Parece claro demais, certo demais, convincente demais.

Rafael estava, calmamente, assentado em uma pedra vizinha à sua árvore. Olhava para Miguel e Gabriel. Abaixava os olhos, como querendo entrar em contato com sua própria realidade, e mexendo nas folhas secas com um pedacinho de pau. Era um conciliador, e sabia disto.

— Vocês sabem, Yin é negra, Yang é branca. Nada, porém, é totalmente branco e nada é totalmente negro. No universo, nada é absoluto. Só o absoluto é absoluto. Yin, símbolo da estabilidade e beleza, é, às vezes, também representado por um quadrado; Yang, símbolo da verdade e do movimento, é, às vezes, representado por um círculo.

Talvez possamos dizer que Yin e Yang são polaridades, ou, ainda, complementares. Tudo está presente em tudo. O racismo, por exemplo, é uma ilusão do absoluto. Ninguém é homem absoluto, mulher absoluta. *Animus* e *anima* fazem parte da constituição natural de todo ser. Muitas vezes, temos medo de experienciar essa complementaridade natural e confortante de nossa própria limitação. Ninguém é Yin, ninguém é Yang absoluto. Isso não depende de nós. É assim. Somos uma síntese misteriosa de imperfeições, que, numa mágica interação, tornam-se a beleza vista, sentida, experienciada em nós e por nós.

Rafael acabou de falar e simplesmente se afastou, no que foi seguido por Miguel e Gabriel. Aparentemente, não queriam se envolver mais do que já o haviam feito.

– Nossa! Isto até parece uma aula – exclamou Paulo.

As pessoas logo se dispersam, formando pequenos e animados grupos. A festa, nesta altura, já acontecia animada em diferentes partes do jardim. Dentro de casa, alguns estavam sentados no grande salão. Rafael entrou, afastou as cadeiras do centro, colocou uma música, ao ritmo de *Zorba, o Grego*. Com muita arte e leveza, começa a desenvolver seus movimentos. As pessoas o seguem, entram na dança e, em poucos instantes, o salão se transforma num mundo de som e movimento. Era belo ver a energia daquelas pessoas dançando. Parecia uma celebração.

Márcia, corpo bem feito, um pouco mais alta que a média, era muito clara, cabelos longos e pretos, um diadema dourado tornando seu rosto mais visível, parecia um pouco contida, mas se sentia nela aquela desenvoltura suave própria da sedução contida. Quando sorria, seu rosto se tornava mais sensual, quase provocante. A lua iluminava sua silhueta perfeita, encoberta por um longo, finíssimo e colorido vestido indiano. Ela parecia sem lugar. Algo a incomodava. Talvez a fala de Rafael.

Um grupo de pessoas conversava displicentemente. O assunto era algum comentário vago sobre tudo o que estava acontecendo. Márcia se aproxima, escuta e entra na conversa.

A lua solitária banhava de luz todos os recantos do jardim. Ela era parte importante da festa.

Podia-se ler no rosto dos presentes uma certa surpresa ao perceberem que alguns grupos se formaram, ainda que fosse algo espontâneo. As pessoas se olhavam e se agrupavam. Algo baseado na intuição. Homens que se sentiam Yin. Mulheres, Yang. Homens e mulheres Yin e Yang.

Do lado de cá do jardim, via-se Rafael, no grande salão, fazendo a festa acontecer.

– E agora? – quis saber Miriam, levantando-se, colocando-se a uns passos em frente a seu grupo e dando uma olhada geral no jardim. – Vejam, nos deixaram a sós. Estamos mais livres para fazer nossa festa acontecer.

– É verdade – concordou Tereza –, podemos fazer nossa própria festa. Acho que a idéia da festa é esta.

O barulho de um avião interrompeu a fala. Uma profanação. A lua passeava entre as nuvens ralas, procurando um momento para dar uma espiadinha na Terra distante.

É interessante como a fala de Rafael mexera com o inconsciente das pessoas. Pareciam precisar continuar o tema, quase como um grupo informal de terapia. Sentados em círculo, olhavam-se à espera de quem começaria.

Carina, uma moreninha de olhos castanho-escuros, cabelos pretos e ondulados, rosto suave, e que se dizia representante da turma Yin, começou:

– Não vou me apresentar. Isso não interessa. Não sei se penso que sou assim ou me sinto assim. É! Talvez essa definição não importe: sou meiga, suave, paciente. Lido mal com a raiva e com a agressividade. Sou lenta, tenho dificuldade de tomar decisões rápidas e de agir, mas sou fiel a mim, às pessoas e às decisões que tomo em minha vida. Sou carinhosa, embora tenha, eventualmente, dificuldade de expressar afeto. Sou acanhada e penso demais no que as pessoas poderiam achar de mim. Vejo que isso não é bom, porque às vezes me privo de dar e receber contato, amor. Sou como uma gata, adoro ser colocada no colo e que acariciem meu pêlo. As pessoas dizem que sou egoísta, mas não é verdade. Até penso pouco em mim mesma. Sinto que preciso de tempo para chegar, como preciso de tempo para sair.

– É incrível – disse Hélio para Carina –, somos almas gêmeas. Para a mulher, entretanto, está bem ser assim. Não para o homem, que é, nesses casos, quase sempre visto como indeciso, mole, egoísta. É como se ele estivesse fora do previsto, e, no entanto, sinto a riqueza de ser assim, de ter uma alma, de algum modo, feminina.

– Eu – tomou a palavra Ângela, do grupo Yang – sou o oposto. Sou decidida, corajosa, planejo tudo, enfrento, não tenho medo. Detesto mentira, indecisão, covardia. Sou financista, dinheiro para mim é coisa séria. Quando pensam que estou indo, estou vindo. Sou séria, competente, tenho uma memória fabulosa. Sou inteligente. Sou rápida. Faço tudo rapidamente. Detesto gente mole, indecisa, que não se define, que não sabe o que quer. Adoro risco. Arriscar é comigo mesmo. Adoro planejar com antecedência.

– E como é codividir o corpo, a sexualidade, o amor, quando se tem idéias ou sensações tão definidas de si mesma? – perguntou André, sentindo que sua questão era, de algum modo, uma invasão na intimidade de Ângela.

O bolero de Ravel começou a encher de melodia o jardim inteiro. Ângela se levantou, tomou pelas mãos duas pessoas e começou a bailar, como se não tivesse escutado a pergunta de André. O grupo se levantou também e começou a dançar, alegremente, expressando a riqueza fantástica daquela divina melodia. Ângela deixou aqueles dois, tomou Paulo como parceiro, dançava e lhe dizia bem aos ouvidos. Seu tom de voz era ligeiramente provocante.

– Olha, gosto de sexo. Quando ocorre, adoro, mas não morro se não tenho. Posso passar um tempão, e tudo bem. Não tenho muita paciência, mesmo para fazer amor. É! Acredito que tenho um problema existencial com o tempo, ele me persegue sempre ou eu o persigo. Não sei bem. No fundo, sou uma emocional, choro à toa em filmes. Sou sensível aos problemas dos outros. Adoro ter amigos, mas são de temporada. Não sei cuidar bem deles.

Marcos virou-se para Carina e perguntou cuidadosamente:

– E para ti, Carina? És tão delicada, tão suave, que me pergunto como fica para ti viver neste universo de tanta contradição amorosa.

Sempre que mulheres e homens se encontram, com espontaneidade, aflora, quase instintivamente, o tema da sexualidade. Parece que essa energia flui, sempre que as pessoas se encontram em circunstâncias nas quais a liberdade pode ser experienciada sem restrições.

– Adoro viver – respondeu Carina. – Sou tranqüila, amo o amor. Adoro receber e dar. Não sei qual dos dois me agrada mais. A suavidade é para mim a melhor forma de expressar a energia de minha alma no encontro amoroso.

Havia em sua fala a tranqüilidade dos amantes que simplesmente amam.

Próximos dali, alguns homens escutavam a fala de Carina e de Ângela. Ângela os surpreendia. Estavam emudecidos, perplexos com sua fala. Como era possível uma mulher se descrever como se fosse um deles, com detalhes tais como um grande espelho na parede, diante do qual eles se viam claramente refletidos, descritos, desnudados. Muitos não sabiam o que dizer. Simplesmente escutavam.

Entre a casa e a grande pedra pontuda, havia uma pequenina praça, com uma pista de dança, cercada por todos os lados por pequeninas flores brancas e amarelas. Um grupo de pessoas vindas de grupos diferentes e alguns retardatários se assentaram por lá e conversavam animadamente. Formara-se um outro grupo.

Felipe tinha uma bela voz e tocava violão como um mestre. Chegara mais tarde e se dirigira naturalmente àquele grupo. Depois de algumas falas, começou a tocar. O som se esparramou e interrompeu aqui e ali a conversa das pessoas. Lentamente, outras se associaram e a roda se animou para valer.

O grupo "terapêutico", o de André, não se mexia. Parecia que o tema contaminara a todos.

– Na verdade – disse André –, penso que, no fundo, a sexualidade e o poder, não o amor, governam o mundo e os relacionamentos. Sem sexualidade, a vida perde a cor, o brilho, a energia, o entusiasmo. Quando se vive plenamente a sexualidade, o crescimento humano é facilitado, promovido, e se pode sentir mais concordância e harmonia entre corpo, mente e ambiente. A vida passa a ser um estado de nutrição permanente. Quando, entretanto, se bloqueia, desnecessariamente, a sexualidade, sente-se que a relação com o mundo deixa de ser real e se entra num tipo de experiência, que mais parece uma autoperseguição imaginária. Homens e mulheres passam a ser o conteúdo primeiro da realidade. Somos movidos pelo desejo inconsciente de colocar sempre à prova nossa própria genitalidade, e essa sensação é a mola mestra do desejo e do poder pessoais. Vive-se para viver a própria sexualidade, como um dom a ser comunicado.

Sua voz apresentava um toque de indecisão e dúvida.

Carlos se levantou e começou a andar em volta do grupo. Parecia impaciente. Olhou o céu, voltou-se para o grupo e disparou, dirigindo-se a André.

– Na verdade, não sei onde queres chegar, se estás falando de ti, se da função da sexualidade como forma de poder e de sedução, se estás distinguindo amor e sexualidade, se falas, pura e simplesmente, de sexualidade ou se fazes filosofia.

De súbito, porém, interrompeu sua fala, como se o assunto não mais lhe interessasse. É que olhava agora para Lúcia, uma jovem loira, alta, alegre e de olhos inquiridores. De onde estava, disse:

– Gosto de olhar para você.

Lúcia se vira para Carlos, um tanto encabulada, surpresa por ele ter interrompido sua fala.

— Chega mais. Estamos nos autodescrevendo. O bilhete de entrada no grupo — propôs sorrindo — é falar um pouco de si mesmo. Topas?

Meio encabulada e meio a contragosto, aproxima-se, começando a se apresentar, tentando parecer mais natural, enquanto dizia:

— Eu sou uma combinação de coisas, de emoções, às vezes tão diferentes... Sou fraca, sou forte, sou astuta, sou inocente, sou ativa, sou passiva, sou corajosa, sou medrosa. Sou uma mistura gostosa, uma multidão. De vez em quando uma Lúcia funciona mais, de vez em quando, a outra. Depende de qual eu alimento mais. Sou as duas coisas. Sou feliz assim, um misto de sim e de não.

— Quer casar comigo? — perguntou Milton, interrompendo-a, num tom que não se sabia se sério ou de brincadeira.

O grupo inteiro sorri divertido, observando o insólito convite.

— Faremos um casal perfeito — continua Milton —, você e eu alternaremos nossas polaridades. Sinto-me como você, às vezes suave e rude, fraco e forte, outras, agressivo e dócil. Fui sempre assim. Uma mistura, como dizes, do sim e do não.

Andréa comenta:

— São as diferenças que nos mantêm vivos, em contato. Quando tudo é igual, as pessoas perdem o entusiasmo, a criatividade. O diferente cria a possibilidade do outro.

— Sei não — disse Pedro, que se sentia muito Yin —, é difícil lidar com diferenças tão grandes, sobretudo porque a mulher é tão ou mais forte que o homem e muitas me dão a sensação de algo muito pleno. Sabem tudo, entendem de tudo, corrigem tudo, e, talvez por isso, até se tornem, às vezes, intolerantes, punitivas, castradoras.

Sofia, que também se dizia muito Yang, dizia com um belo sorriso:

— Tudo depende da clareza e da capacidade de doação na relação. Pode-se ser tudo isso que você falou e, ao mesmo tempo, ser meiga, amiga, cuidadosa, zelosa, preocupada com os outros. Escute, ninguém é perfeito. O peso da perfeição é intolerável. Não se pode exigir perfeição de ninguém.

Duas jovens surgem junto à grande pedra pontuda. Uma negra, outra branca. Trajavam longos vestidos de linho e seda de variadas cores. Uma música árabe, como que saída misteriosamente da pedra, quebrou o ritmo das falas. Elas dançavam a dança do ventre com incrível beleza e harmonia. Pareciam fazer uma só coisa com a música. Seus corpos desenhavam circunvoluções cheias de graça e sensualidade. A beleza do ritmo levou o grupo a começar a dançar, imitando seus movimentos. O jardim se transformou numa grande tenda árabe, onde tudo inspirava beleza, sensualidade e vida.

O vento da meia-noite soprava suavemente. A noite estava cálida e gostosa. A lua deslizava por entre flocos de nuvens, que formavam exóticas figuras para, logo em seguida, se desmancharem numa eterna busca de novas formas.

– Ô, pessoal, isto é uma festa – interferiu Gabriel, um tanto surpreso com o rumo que as conversas tinham tomado.

– Uma festa permite tudo. É verdade que programamos o encontro, mas não o que nele ocorreria – salientou Miguel, num tom um pouco mais sério que o seu habitual. – As pessoas vieram por momentos de alegria, de prazer, de troca. A realidade é assim, mesmo que não se olhe para ela, ela está ali. Olha-nos, chama-nos. As pessoas têm sede de encontrar-se, e revelar-se é, muitas vezes, o melhor convite para o encontro. Revelar-se pode constituir-se numa grande festa de libertação, de amor. Lidamos mal com o inacabado, com o imperfeito. Sentir-se imperfeito, incompleto, inacabado provoca nas pessoas o desejo de se revelarem, quando se encontram com pessoas saudáveis. Poder revelar-se dá uma sensação de limpeza, de que nos aproximamos do mais perfeito. Após certas revelações bastante íntimas, muitos sentem um grande alívio. Saíram da neblina e podem se olhar e se deixar olhar sem medo, sem fantasia. É o efeito libertador de entrar em contato com a própria verdade. Dividir nosso universo interior com os outros pode ser libertador, porque nos coloca diante de nossa totalidade.

Depois disso, algumas pessoas deixavam seus grupos e se misturavam aos grupos nos quais as pessoas dançavam. A conversa anterior não pareceu lhes ter molestado. Afinal, tudo era festa. Pareciam despreocupados e leves. Após alguns instantes, não se sabia mais quem estivera neste ou naquele grupo. Uma música gostosa os animava.

Tinha-se uma visão de leveza e espontaneidade. O céu parecia um manto estrelado. De vez em quando, uma estrelinha despencava. Era como um adeus à morada eterna de onde iluminara a imensidão do espaço.

Entre as muitas surpresas, uma impressionou as pessoas.

Algumas camisetas começavam a ser distribuídas indistintamente – uma lembrança da festa. Precisavam fechar os olhos, enquanto eram vestidas. Quando voltavam a abri-los, verificavam que nas costas lia-se Yin, Yang, Yin e Yang.

A primeira pergunta a alguém, ali por perto, era o que estava escrito nas próprias costas. Algumas pessoas sorriam, outras pareciam menos confortáveis.

Para uns, sentir-se Yin ou Yang, ou Yin e Yang, e estar vestido com uma camiseta que não expressava como se sentiam era uma sensação gostosa; para outros, desconfortável; para outros, ainda, indiferente. Às vezes, nem sequer nós mesmos sabemos quem somos.

O jardim era agora só música. As pessoas optavam pelos lugares que mais as contaminassem. Instintivamente, começavam a dançar sozinhas ou a buscar alguém. Em poucos instantes, o jardim se tornou uma grande pista de dança iluminada pela luz da lua e pelos milhões de estrelas que pareciam refletores pendurados na abóbada celeste.

Trocavam de par. O nome nas camisetas parecia não importar mais. As camisetas se tinham transformado, simplesmente, em cada um deles.

A festa chegara a seu ponto alto. A leveza estampada no rosto das pessoas.

Uma mesa em frente à grande pedra pontuda estava cheia de frutas, queijos e deliciosos vinhos. Parecia um altar onde cada um, após dividir com os outros seu abraço, seu perfume, seu movimento, seu corpo, vinha se nutrir para continuar, logo em seguida, a codividir pedaços de seus sonhos e desejos.

A noite ia avançada. No rosto de alguns, despontavam sinais de cansaço. A aurora prenunciava a chegada de um novo dia.

Os dedos de Gabriel deslizavam na imensa harpa que enchia de som essa noite de encontro:

> Sentir-se o outro finalmente,
> Sentir-se no outro em movimento,
> Experimentar o aqui e agora, somente,
> Na diversidade do corpo e sentimento.

A voz aveludada de Rafael emprestava às palavras uma energia e uma vibração especiais:

Andarilhos de estradas diferentes,
Num mundo de risco e de prazer,
Sensações mil num vibrar constante,
Na gostosa procura de poder viver.

Miguel, em sua voz de barítono, convidava as pessoas a cantarem o mesmo estribilho:

Tudo é uma coisa só,
Tudo está em tudo.
Tudo muda, hoje e amanhã.

Eram quatro horas da manhã. Aqui e ali, as pessoas se abraçavam, despedindo-se. Alguns se beijavam, outros, de mãos dadas, deixavam o local, sorrindo, tecendo comentários, outros se perdiam no lusco-fusco da manhã.

Assim como chegaram, se foram. Haviam eles mesmos feito uma festa maluca.

Em cima da grande mesa vazia, um bilhetinho:

– Valeu o aqui e agora.

~ 5 ~

Conan, o pastor

Sultão, ou melhor, Conan da Mansão de Danubis, era um pastor alemão diferente. Era todo cinza. Não tinha o peito amarelado e o pêlo preto-escuro. Era magro; aliás, segundo o juiz de um campeonato de pastores alemães, no qual Sultão ganhou uma medalha de ouro, ele era magérrimo. Era um cão silencioso. Tinha um olhar que parecia triste, mas não sei. Latia pouquíssimo. Às vezes, a cachorrada da rua inteira latia, e o "Sulta", como, carinhosamente, o chamávamos, nem dava sinal de vida.

Quando latia, ficávamos atentos, porque certamente alguma coisa nova havia no pedaço.

Entre as provas de um campeonato, existe uma em que o juiz, aparentemente sem querer nada, chega, de mansinho, perto do cão e dá um tiro de revólver, tudo a fim de testar a emoção e sua capacidade de controle. Pois bem, o Sulta nem girava a cabeça. Ele "sabia" que ali não era lugar para tiros.

Você, provavelmente, está pensando que o Sulta devia ser meio besta, lerdão. Pois saiba que não era não. Ganhou algumas medalhas de ouro, outras de prata e outras de bronze. Participou de campeonatos em Brasília, Goiânia e Uberlândia.

Era uma beleza vê-lo competir. Quando levantava o pescoço, levado pelo Rômulo, pelo Geraldão ou por mim, parecia um monumento à beleza canina. O Sulta tinha cara de humilde, um jeito humilde, mas quando precisava de pose, ele era um mestre.

Era também meio estranho. Se alguém estava brincando com ele, e a Dila, uma pastora alemã, chegava, ele simplesmente saía de mansinho e ficava, a uma certa distância, assistindo à pessoa brincar com ela. Só competia se achasse que era o caso; se não, deixava para lá. Quando dávamos alimento para ele e os outros cães, ele pegava o dele e ia comer a uma certa distância. Como se não quisesse incomodar ou ser incomodado.

Às vezes, eu pensava que ele sofria de complexo de inferioridade, ou talvez de superioridade, porque não gostava de competir com os outros cães – simplesmente os desconsiderava. Quando passeávamos com ele, caminhava cheirando tudo, parecia ter um olfato fantástico. Com ele, sentia-me seguro. Ele detectava o menor sinal de perigo. Parava. Fixava o olhar. Enfrentava. Acredito que os animais possuem uma linguagem que os outros reconhecem imediatamente. O latido do Sulta impunha respeito. Nunca perdeu uma briga de rua. Topava qualquer parada. O Sulta era realmente um campeão silencioso.

Como sempre, contudo, os anos se passaram e o Sulta, sem jamais perder a dignidade, foi envelhecendo. Ficou cada vez mais silencioso e seu olhar parecia ainda mais triste. Quem sabe se ele jamais aceitou a condição de prisioneiro a que precisou se submeter? Ou ele deveria ter sido um vira-lata feliz, esperto e solto na rua? Pode até ser que, para cães, seja melhor ser um vira-lata solto, livre, que um rei aprisionado.

Quando ele tinha 9 anos, quebrou a perna junto à bacia. O veterinário propôs sacrificá-lo – eutanásia, como disse –, ou deixá-lo seis meses enfaixado. Acreditamos que o Sulta ainda queria viver, e assim foi feito. Deve ter sido um grande sacrifício para ele. Talvez tenhamos sido egoístas. Ele ficou "bom". Mancava um pouco. Quando corria, jogava de lado. Perdeu um pouco da pose, mas não perdeu a energia.

Dava a impressão de que pensava. Na medida em que foi envelhecendo, assemelhou-se ainda mais aos humanos. Parecia que sabia o que era bom para ele. Não se contrariava, ficava quieto, não ia, parava. Começamos, então, a fazer as coisas por ele, pois entendemos que estava chegando ao seu limite. Entendemos também que ele devia estar sofrendo muito. Os animais sofrem calados – nunca vi o Sultão emitir um sinal de que estava sofrendo, mas sabia que sofria. Como será sofrer sem poder fazer nada com a própria dor? Os humanos que o digam!

Passou por nossa cabeça sacrificá-lo, porém ficamos com dó, não sei se dele ou de nós, depois de onze anos de convivência.

Continuava a envelhecer, cada dia apresentando um sinal de que viver estava ficando complicado para ele. Olhava para nós com um olhar suplicante. Um pouco, é verdade, ele sempre teve aquele olhar, contudo agora, quando olhávamos para ele, era como se víssemos primeiro seu olhar. Era um olhar profundo. Ele encarava a gente. Um olhar de quem não tem medo, de quem não deve nada, de quem quer, de fato, enxergar o outro, um olhar sem crítica, sem preconceitos. Um olhar e basta.

Continuávamos pensando em sacrificá-lo, mas o Sulta não era uma coisa. Tinha uma história de glória, de medalhas de ouro, prata e bronze. Protegera-nos durante anos, brincara conosco, com nossos filhos pequenos. Pertencia à família. Era um guarda.

Tinha eu direito de sacrificá-lo? Será que ele queria isso? Uma dúvida atroz, já que ele não falava, não gemia, não fazia cara de dor. Ele simplesmente olhava. Seus olhos eram suas armas, seu pensamento, seu meio de comunicação e de contato.

Olho para ele e penso na questão da velhice.

Sultão ficou velho, entretanto não ficou feio. Cada idade tem sua beleza, e ele tinha a beleza de sua velhice. Uma beleza sagrada, porque fruto da evolução natural de sua natureza, do tempo e do espaço. Fruto de ter vivido com os outros e para os outros.

Ele não perdeu a força, a coragem, a valentia, possuía a força, a coragem e a valentia de sua idade.

Não deixou de ser útil, latia da altura que sua idade lhe permitia.

Não perdeu a ferocidade, tinha aquela que seus anos lhe concediam.

Não perdeu a alegria, movia seu rabo na velocidade e no jeito que seu corpo lhe permitia. Não comia com a avidez da juventude, comia com a lentidão que a força de seus dentes lhe permitia.

Aparentemente, não havia perdido a audição. Ouvia tudo e permanecia calado. Somente empinava a orelha. Devia ser muito ruim para ele ver nossa cara triste, tentando ser alegres com ele, quando ele não conseguia mais responder às brincadeiras. E nós comentávamos, na sua presença, se o sacrificaríamos ou não.

É terrível ver alguém falar de nossa própria morte ou da do outro, sobretudo quando pensamos que o outro, ou o Sulta, não entende mais o que estamos falando.

Sulta, quando jovem, parecia entender nossos pensamentos, nossos mínimos gestos. Será que perdeu essa capacidade ou apenas já não sabe mais reagir, para nosso conforto e satisfação?

Fico olhando para o Sulta e penso:

– É! A gente não devia envelhecer. Envelhecer é deixar que a natureza siga seu curso, que os rios cheguem ao mar, que as árvores possam dar frutos, que a mulher possa ter filhos, que as estrelas se transformem só em luz, que os olhos readquiram a capacidade de ver o mundo com olhos de criança, que a natureza toda, enfim, possa renovar-se.

Envelhecer, então, é um movimento, um processo sagrado, que esconde e revela a renovação, a morte e a ressurreição de toda a natureza.

Envelhecer, portanto, é legítimo, é necessário, é belo e cheio de surpresas.

Sim, é verdade, e eu acredito em tudo isso, porém continuo não querendo envelhecer. Eu gosto de olhar para meu corpo e senti-lo vivo, bonito, respondendo aos estímulos que lhe chegam do mundo exterior, e, funcionando, interiormente, da maneira mais adequada possível.

Penso ainda que a questão não é envelhecer e sim saber envelhecer. Quase sempre, só depois de percebermos que começamos a envelhecer fisicamente é que tentamos remediar a situação. Se lembrássemos sempre que, quando o corpo começa a caminhada clara e inexorável para a velhice, dificilmente dá marcha-ré – podendo até dar uma freada –, estaríamos mais atentos à evolução natural dos corpos. A natureza não dá saltos, nem para a frente nem para trás. Ela, no entanto, é paciente, observadora, cuidadosa, agradecida pelos bons tratos, e retribui generosamente, se tratada com respeito.

Será que a velhice é um processo físico, mental, ambos, ou é mais do que isso? É! Penso que é mais do que isso. A velhice é um estado de espera, no qual o espaço e o tempo começam a ser redimensionados a partir da visão corporal que a pessoa tem de si mesma. A imagem corporal é fundamental na evolução do sentido que a pessoa dá à velhice. A aparência física, de algum modo, é o termômetro que registra o grau de calor de existência presente no coração de cada um. Questões como o prazer e o risco passam a ser importantíssimas dentro de uma perspectiva de velhice, assim como as questões da solidão e do silêncio passam a ser redimensionadas na razão em que se sente estar entrando na velhice.

Será que uma pessoa fisicamente envelhecida pode estar energeticamente jovem, quase esquecendo seu corpo ou operando além dele?

Com certeza. Irmã Lúcia, Tia Neiva, minha mãe Alzira, meu pai José e centenas de pessoas, não obstante a idade, eram verdadeiros centros de comunicação, de entusiasmo, de energia. O corpo é nosso laboratório. É nosso campo de experiência pessoal. É como uma estrada onde a vida acontece, e uma estrada não se conserva consertando, mas impedindo que ela se estrague. Supõe uma atenção continuada sobre o corpo, guardado por um auto-amor constante e cuidadoso.

A velhice não deveria ser imobilizante. Imobilizante é viver sem um ideal, sem uma crença, sem uma esperança, sem estar enamorado de si mesmo, com medo de não ser aceito, transformando os pensamentos dos outros em regras de autocontrole, com medo dos riscos da aceitação, do amor, da realidade; enfim, "sem colocar as mãos na massa" na construção real do hoje, no aqui e agora de cada dia.

Agradeço ao Sulta por estas reflexões.

Como me é difícil pensar que chegou o momento em que o Sulta vai partir, vai morrer, e que eu posso produzir isso. Ninguém é senhor da vida ou da morte, nem mesmo de uma formiguinha. Eu penso que ele sabe que vai morrer, porque a Dila, sua companheira de canil, está triste, calada – eu diria que a Dila se encontra num préluto.

O caso do Sultão é um pouco mais complicado. Olho para ele. Meu coração bate dolorido. Ele está ali no chão limpo de seu canil. Mal consegue ficar de pé. Movimenta-se com extrema dificuldade.

Aí, eu digo para ele:

– Olha, Sulta, tu és um campeão. Tu és o que tu foste, não perdeste nada do que tiveste. Tu és um grande. Já foste aplaudido em muitos campeonatos. Subiste ao pódio mais de uma vez. Não importa se hoje só me olhas e mal consegues abanar o rabo, mas eu sei que dentro de ti sabes que és um campeão, e tu sentes minha mão que toca teu pêlo, coçando tua cabeça, alisando teu lombo emagrecido. Não é porque não tens força para abanar teu rabo que não és mais campeão. Tu és sempre campeão. Tu serás recordado por tua calma e por tua valentia, por teu silêncio e por teus latidos.

Estou pensando em ti e estou emocionado. Quanto mais velho ficas, tanto mais sei que foste forte em tua juventude. Tu não és dois, o que eras e o que és. És uma coisa só, um velho cão continuando um cão jovem e cheio de vida. Uma velhice saudável é sinal de um passado compromissado com uma relação de totalidade eu–mundo e foi assim que viveste.

Continuo olhando para ti, e me vem à cabeça: velhice não é doença. Se bem que, com o passar dos anos, o corpo se desgasta, cansa e não tem mais reparos, só manutenção. Muitas vezes, contudo, as duas coisas estão juntas, velhice e doença. Até costumamos dizer: doenças próprias da velhice. Parece que o apavorante não é a velhice e sim as doenças da velhice, porque quase sempre nos esquecemos da velhice para dar atenção só às doenças. Aí, temos ou um velho doente ou um doente velho, e o comportamento das pessoas variará na medida em que a relação se estabeleça ou com a doença ou com a velhice. É apavorante pensar que a sociedade moderna trata mal os velhos. Para muitos, envelhecer significa acabar, não servir para nada, ser posto de lado, ser relegado.

Eu via o Sulta ficar velho. Os sinais da velhice são visíveis. Só não vê quem não quer. O focinho fica mais enrugado, a orelha perde a rigidez, o pêlo perde o brilho e uma lentidão vai se apoderando do animal.

É possível não envelhecer?

Certamente, não. Mas se envelhece com saúde, beleza, forma, estilo e classe. Sim, isso é possível. É importante se antecipar à velhice. É necessário um profundo amor ao próprio corpo, pois o amor é a maior de todas as forças imunológicas. O amor preserva, imuniza.

Voltei de viagem – passara 22 dias fora. Cheguei e fui ver o Sulta. Um espanto. Era ele e não era ele. Semi-morto. Parado. Quase não conseguia comer. Não movia mais o rabo, e continuava com aquele olhar que eu nunca entendera.

É! Eu penso que o olhar dele tem algo a ver com o meu. Será? Não sei.

Aí, eu pensei:

– Essa não, Sulta. Você não merece isso. Dentro de mim veio claramente o pensamento: vou sacrificá-lo. – É muito sofrimento para você. – Ou para mim, pensei, não estou certo.

Senti que o tempo era importante. Saí em direção ao veterinário e lhe contei como o Sulta estava.

Ele me olhou firme e disse:

– Não fazemos eutanásia. Questão de princípio.

Senti como um murro na barriga. Ah! Então é a mesma coisa para os animais, com a diferença de que os humanos falam, pedem ajuda, dizem como podem ser ajudados. Estava brigando comigo mesmo, quando escutei o Sulta dizer:

– E aqueles que ficam em estado de coma, em depressão profunda e que nem sequer sabem que existem?

É, o Sulta está certo. Ninguém tem o direito de se assassinar, como ninguém tem o direito de assassinar o outro, exceto em legítima defesa.

Aí pensei:

– Não seria a eutanásia uma legítima defesa contra a dor intensa, a perda da dignidade, do sentido da vida?

– Não, eutanásia não – retruquei a mim mesmo. – Eutanásia significa perda total da esperança. Quantos casos conhecemos em que ocorreu uma verdadeira ressurreição. Além disso, a eutanásia não é apenas uma questão de esperança. É uma questão de princípio: não se pode matar a si mesmo, nem aos outros. Isto é a essência da lei natural. Não podemos fazer mal a nós mesmos, nem aos outros, gratuitamente.

O veterinário, de pé, encarava-me. Devia estar pensando:

– Esse aí, está esperando o quê? Já lhe respondi. Eutanásia, aqui, não.

Voltei do meu pensamento e lhe agradeci:

– Tá bem, obrigado.

Mas pensava: o Sulta não vai ficar sofrendo. Preciso dar um jeito. Ia saindo, quando o escutei dizer:

– Moço, no hospital tal, eles fazem eutanásia.

Aí, fui eu que não entendi onde estava a "questão de princípio" colocada por ele. Se era mesmo uma "questão de princípio", não poderia ter-me indicado um lugar para realizar a eutanásia.

Pensei, então:

– Certamente, ele não queria dizer "questão de princípio", mas "princípio de questão". Deve ter trocado. Aliás, tem muita gente por aí trocando as coisas e pensando que está fazendo certo.

Saí dali, peguei as Páginas Amarelas para descobrir que muitas clínicas fazem eutanásia.

Quando eu perguntava, diziam sem escrúpulos:

– Fazemos. Custa R$ 60. O enterro é R$ 40, R$ 100 no total. Pode pagar em duas vezes.

Fiquei pensando se essa turma era a turma da "questão de princípio" ou da do "princípio de questão".

Com tanta facilidade, fiquei com dó do Sulta. Parecia que ele não tinha mais opção, afinal, se tantas clínicas não colocavam a "questão de princípio", é porque ela não existe para os animais.

Fiquei triste, confesso, pois a questão era outra: o Sulta é um ser vivo, amigo, amado.

Meu coração doía. Não queria vê-lo devorado pelas moscas. Ele estava cheio de feridas expostas. Piorara terrivelmente em um mês.

Será que era saudade, desilusão diante da vida, sensação de abandono? Sem saber exatamente se o sacrificaria ou não, decidi levá-lo a uma daquelas clínicas. Lá no fundo, contudo, eu sabia que iria sacrificá-lo – em todos nós existe um lugar onde nossa verdade jamais se esconde por completo.

Chamei o Gil, meu caseiro, e fomos apanhar o Sulta. Ele não conseguia ficar em pé. Nós o colocamos num pedaço de compensado e o levamos até o carro. Era uma cena de cortar o coração. E ele me olhando. Aliás, está me olhando até agora. Eu ainda o vejo olhar para mim.

Qual não foi minha surpresa quando a Dila apareceu. Ela saltou um canil de cerca de um metro e meio de altura. Não sei como. Ela estava desesperada. Cheirava o Sultão. Queria subir no carro a qualquer custo. Sabia que ele não voltaria mais. Uivava de um modo que nunca fizera.

Que sensibilidade, pensei. Preciso acreditar que os animais têm um certo nível de consciência. E como são capazes de sentir...! Será que é só instinto? Não, não creio, ou quem sabe os humanos devessem ter um pouco mais de instinto...

Era a despedida dela. Sultão não encontrava forças para responder ao barulho estranho, talvez um grito amoroso, que Dila emitia.

Eu nunca ouvira aquele som. Era seu adeus ao amigo que, durante anos, brincara com ela e lhe proporcionara momentos de satisfação.

Meu coração estava aflito por Dila, pelo Sulta, mas eu tinha de ir. Só com muita dificuldade conseguimos levar Dila para o canil.

A veterinária olhou para o Sulta.

– Quantos anos ele tem?

– 11 – respondi.

– É, dificilmente os pastores vivem mais que isso.

Fez um rápido exame.

– Ele está cianótico. O coração totalmente afetado. As patas traseiras superinchadas. Não tem jeito, não. Não há como tratá-lo mais. É um caso de eutanásia.

Fiquei chocado. Ela acabara de decretar a morte do Sulta. Senti-me entre a vida e a morte, e, mesmo de um cão, era uma dor e uma responsabilidade muito grandes.

Respondi timidamente, como se não quisesse escutar minha voz:

– Está bem.

– Vou aplicar uma anestesia geral para ele não sentir dor – explicou friamente.

Sulta ficou muito ofegante. Apesar da fraqueza, ainda deu um latido e fez um movimento rápido de morder. Era seu protesto. Ela colocou uma focinheira nele.

Eu alisava seu pêlo e lhe fazia o último carinho que podia. Seus olhos estavam parados. Foi ficando cada vez menos ofegante, até que parou de vez e inclinou a cabeça, sem tirar seus olhos dos meus.

– Morreu – decretou o auxiliar dela, fechando os olhos dele.

Só parou de olhar quando lhe fecharam os olhos.

Meu coração está dolorido, estou vendo o Sulta morrer pela segunda vez. Estou chorando agora o choro que não chorei lá. É minha homenagem ao velho campeão.

Vida e morte. O Sulta morreu, acabou, desapareceu, não sei. A morte é um momento. Não pode ser definida. Pode ser descrita. É algo inominável. É o sagrado, por excelência. Um minuto antes, um minuto depois. Dois estados absolutamente diferentes.

Estou pensando se o que espanta na morte é a morte ou a periferia da morte, se o que espanta na morte é a morte ou o modo como ocorre. Talvez, se soubéssemos como iríamos morrer, não nos espantássemos tanto.

Costumamos dizer: "Teve uma morte horrível" ou "morreu como um passarinho"...

Na realidade, todas as mortes são iguais: um rito de passagem. Diferentes são as formas de morrer: assassinado, queimado, de desastre, na cama, cercado de atenção.

A morte em si é um ato de passagem, uma mudança de estado, o entrar numa realidade distinta, nova, término de uma vida no planeta Terra.

A consciência dessa mudança pode ser apavorante, concordo.

A incerteza absoluta do que se vai encontrar ou de como será do outro lado, após a morte, é, religiosa e existencialmente, inquietante.

Existem mil teorias, tentando desvendar o mistério do após morte. Isso parece impossível do ponto de vista da ciência. Restam-nos crenças. E isso para aqueles que têm crença, porque, para muitos, morrer é apenas o que aconteceu com Sultão: apagou-se seu centro de energia vital e ali resta nada, apenas um cadáver – e basta.

Você sabe de onde vem a palavra cadáver? Alguns dizem que vem da junção das primeiras sílabas das palavras latinas *"caro, data, vermibus"*: carne dada aos vermes. Lúgubre, não é?

Morrer significa também interromper sonhos, esperanças, deixar problemas insolúveis para outros, muita tristeza, e, algumas vezes, alegrias.

É! Tem muita gente que fica feliz quando alguém morre. Às vezes, é a melhor solução que alguém poderia desejar.

Tudo isso, todavia, não é a morte. São coisas da morte.

A morte é o cessar de uma condição e o começar outra, é uma mudança de qualidade, é entrar num outro universo, numa outra dimensão, numa outra vida. Sim, é isso, a morte é início de uma outra vida. Somos imortais. Isso, para mim, é fé certa.

E por que nos amedronta tanto? Talvez porque seja o único lugar que nossas certezas não alcançam. E precisamos de certezas até para morrer, e, quem sabe, sobretudo para morrer.

Meus pensamentos voam. Corro atrás de conceitos para entender o que acabou de acontecer: um animal foi sacrificado. O Sulta está ali, inerte, em cima da mesa. Morto.

– Vocês querem que o enterremos? É um pouco complicado, porque não temos carro.

– Não, pode deixar, nós fazemos isso.
Levamos o Sulta para o carro.
– E agora. Que fazemos?
– Vamos enterrá-lo no lote ao lado de nossa casa – propôs o Gil, meu caseiro.
– Lá não, vamos enterrá-lo no cerrado. Só que não temos as ferramentas.

Eu dirigia o carro em direção à Granja do Torto. Ali existe uma vasta área onde poderíamos enterrá-lo.

Chegamos ao local. Tiramos o Sulta do carro, transportamo-lo para o meio do cerrado e o colocamos lá.

– Não temos como enterrá-lo. Colocar pedras em cima dele não é legal. Não quero machucá-lo.
– Ele está morto.
– Eu sei.

Voltei ao carro a fim de buscar um papelão grosso, de caixas, que guardava lá.

Cobri-o com o papelão e coloquei pedras em volta do corpo para protegê-lo melhor. Não queria que ninguém o visse. Estaria guardado...

Percebi, entretanto, que a ponta de seu rabo ficara de fora.
– Bem, é só a ponta – pensei.

Hoje sei que deveria ter voltado e coberto também a ponta do rabo do Sulta. Era como enterrar uma pessoa e deixar a mão de fora. E o Sulta representava uma questão de amor e respeito para mim. Sempre fora meu amigo. O Sulta... era gente...

– *Ciao*, Sulta, você é um campeão. Campeões não morrem, desaparecem. Desculpe por não te enterrar como você merece.

Às vezes, penso em voltar lá, mas não quero. Quero ficar com a imagem do Sulta assim. Enterrado sob papelões, apenas com a ponta do rabo de fora. Desejo que ele fique lá, intacto e para sempre.

As pessoas voltam aos cemitérios. Será por quê?

Talvez seja um modo de tentar não deixar morrer a lembrança da pessoa amada. Talvez queiram "enterrar a pontinha do rabo que ficou para fora". Talvez até por culpa, uma espécie de negócio entre vivos e mortos.

Eu não quero saber o que aconteceu com o Sulta. Assim, fico mais tranqüilo e continuo pensando que ele está lá, do jeitinho que eu deixei.

– É! Esse é outro modo de negar a realidade.
– É, e daí? A realidade freqüentemente não passa de uma criação nossa. Por que não posso criar essa também?
Nunca pensei que sentiria tanta falta do Sulta. Penso que esse é um de nossos medos da morte: a solidão, a saudade da pessoa amada, a certeza de que não haverá um novo encontro.
Penso também que é isso que chamamos de "o sentido da vida".
A vida não tem sentido. Nós lhe damos sentido, na medida em que, no cotidiano, usufruímos o que ela nos oferece. Em quantas oportunidades poderia ter brincado com o Sulta e não brinquei, poderia ter andado com ele e não andei. A vida ou o sentido da vida é encontrado nas respostas que damos às ofertas que ela nos faz, a cada momento. E, às vezes, só fará sentido depois.
A felicidade é composta mais de pequenos momentos usufruídos intensamente do que da espera de grandes momentos que o amanhã nos poderá trazer.
Viver é usufruir, cotidiana e persistentemente, os momentos de prazer que se nos apresentam. Pode ser um bom livro, um bom filme, um beijo gostoso, andar de mãos dadas, assistir a uma partida de futebol, banhar-se nu em rios de águas cristalinas. Enfim, estar atento a momentos de amor a nós mesmos.
O Sulta se foi, e eu estou aqui, escrevendo, pensando nele.
Ainda continuo vendo seus olhos tristes me olhando. Não tenho certeza se deveria tê-lo sacrificado.
– O que você acha? Você o sacrificaria?

~ 6 ~
Era uma vez...

> *"O homem e a mulher estavam nus
> e não se envergonhavam."*
> (Gên. 2, 25)

O sol iluminava, suave e docemente, a chapada ainda ressequida da longa estiagem. As primeiras chuvas traziam de volta o verde, enchendo de esperança e beleza os olhos do caminhante. O cascalho, ainda úmido do orvalho da noite, brilhava, aqui e ali, como minúsculos cristais. A manhã parecia uma grande festa. Tudo recomeçava. A estradinha subia e descia. Contornava os montes, cheia de cuidados para não quebrar a harmonia da natureza.

Podia-se ouvir, um pouco ao longe, o barulho da água, rolando macia sobre as pedras de um riacho. Ali perto, uma pontezinha parecia frágil, mas não fazia medo a ninguém.

Foi nesse ambiente de mágica beleza que a Nudez e a Roupa saíram para sua caminhada matinal.

Cruzaram uma com a outra exatamente em cima da pontezinha.

Como fazem os caminhantes matinais, entreolharam-se e se deram um formal: "Bom-dia!"

A Nudez tinha movimentos soltos, suaves, despreocupados. A Roupa usava um *short* branco de algodão cru, uma miniblusa de fina cambraia que acariciava suavemente sua pele, tocada pelo vento.

Curiosas como eram, após alguns passos, surpreenderam-se olhando para trás à busca de detalhes. Um pouco envergonhadas, sorriram uma para outra delicadamente.

A Roupa parou, e, voltando alguns passos, sugeriu:

– Por que não andamos juntas? A manhã é toda convite. Podemos conversar e fazer uma linda caminhada.
– Com certeza – assentiu a Nudez –, fico muito feliz por seu convite.
Começaram a caminhar um tanto tímidas. Pelo canto dos olhos, uma olhava a outra, e, quando uma se virava um pouco mais a contemplar a paisagem, a outra aproveitava para dar uma olhada mais completa.
A Nudez, um pouco mais ousada que a Roupa, propôs:
– Que tal a gente parar de falar, de fingir que não nos olhamos, que não estamos curiosas uma com o corpo da outra, e nos olharmos mais exposta e atentamente? Você me olha toda, dá uma volta a meu redor e, depois, eu faço o mesmo. Estou com vontade de ver você por inteiro.
– De acordo, pois a curiosidade não satisfeita termina impedindo a alegria e a espontaneidade de estarmos juntas – concordou a Roupa.
Deram-se as mãos, olharam-se longamente e, movidas por um sentimento comum, falaram quase juntas:
– Como você é bonita!
Sorriram.
A Roupa, ainda segurando as mãos da Nudez, pediu:
– Conta-me um pouco de você.
A Nudez olhou a imensidão do céu, limpou gotas de suor que lhe escorriam pela face, sorriu e disse:
– Eu sou muito simples. Sou o natural. Sou a própria beleza sem subterfúgios. Quando a pessoa está nua, ela é, de fato, parte integrante da natureza. Imagine vestir uma árvore! Como ficam esquisitos os animais, quando os vestimos por quaisquer razões, sejam eles cães, macacos, cavalos. Eles são belos como são. Graças à minha nudez, revelo-me como pessoa por inteiro, sem máscara. Sou inocente como uma criança. Simplesmente, sou. Quando as pessoas convivem mal comigo, convivem mal consigo mesmas.
A Roupa olhava surpresa para a Nudez, e pensou: Será que não sou normal? Soltou as mãos da Nudez e disse, num misto de ligeira ironia e sinceridade:
– Você parece uma poetisa, uma sonhadora! A roupa, sim, eu, eu sou o natural à pessoa. As pessoas se vestem, não andam nuas. Eu sou proteção, sou beleza, sou discrição, saúde, sou sucesso e

classe, sou estilo, e até controle. As pessoas se transformam naquilo que vestem. Sou tão natural quanto a vida: a pessoa nasce e se veste. Sou como a casca das árvores. Mudo de árvore para árvore. Eu as protejo, as distingo, garanto-lhes permanência e movimento.

A Nudez baixou a cabeça, como se não soubesse ou pudesse responder à força dos argumentos da Roupa. Andou alguns passos. Desceu, pensativa, até o riozinho. O sol começava a ficar quente. Deu um mergulho. Quando voltou à tona, viu a Roupa, apoiada no corrimão da ponte, olhando para ela. Sorriu para a Roupa e deu outro mergulho. Saiu da água e, enquanto subia, procurando o melhor caminho para chegar à ponte, ia falando:

– Roupa, você é linda, bonita e necessária.

A Roupa, no entanto, quase não a ouvia por causa do barulho da água e porque estava ainda contemplando a beleza, a forma suave, o jeito tenro da Nudez, que, livre, saltava de pedra em pedra em sua direção.

– Como ia dizendo – prosseguiu a Nudez –, aceito seus argumentos, embora deva dizer que a Nudez vem primeiro que a Roupa, eu primeiro que você. As pessoas nascem nuas. Sei que posso ser inadequada numa rua, numa igreja ou em muitas circunstâncias, até mesmo num dia de intenso frio ou sol. Confesso, porém, Roupa, que não entendo muito por que as pessoas que te usam gostam tanto de ver a Nudez, de contemplá-la, de tocá-la e mesmo de se arriscarem para ter contato com ela! E me surpreendo ainda mais, pois amam fazer isso às escondidas...

A Nudez ia continuar, mas a Roupa, um tanto ansiosa, tomou-lhe a palavra.

– Porque você, minha amiga, é uma pura fantasia, você não é real. Você é usada, ou não sabe disso? Eu existo por mim mesma, não sou um jeito de estar. Você é uma idéia, uma tentativa de experiência, coisa talvez de iniciados, de naturalistas...

Desta vez, foi a Nudez que interrompeu a Roupa.

– Olha, Roupa, estamos começando a nos agredir. Caminhemos mais um pouquinho, respiremos o ar gostoso da manhã, assentemo-nos à beira da água e tentemos nos entender. Não sou e nem quero ser o seu oposto. Sou apenas diferente de você.

De mãos dadas, procuraram, cuidadosamente, a melhor pedra para ficar. Sentaram-se bem juntinho da água. Os respingos umedeciam delicadamente a Roupa, enquanto escorriam suavemente pelo corpo da Nudez.

– Eu existo sim – começou, pausadamente, a Nudez. – Não sou uma abstração. Você, se quiser, pode me tocar ou pode até sentir sua própria nudez. É só experimentar.

Em um gesto de acordo, a Roupa toca delicadamente o peito da Nudez e a Nudez desliza, cuidadosamente, seus dedos pelas dobras finas da miniblusa entreaberta da Roupa, a insinuar seu busto arredondado e bem feito.

– Eu, a Nudez, sou o primeiro momento do encontro. Sou, sem equívoco. Quando você me olha, vê o tempo, o cansaço em meu corpo nu, como também a beleza, a saúde, a harmonia. Não posso fugir de mim mesma. Sou meu laboratório. Quando você olha para mim, a Nudez, nada escapa a seu olhar, a sua procura. Sou sempre bela. Tenho a beleza de cada dia, não importa o tempo que vivi, nem as rugas, nem a barriguinha...

A Roupa encheu as mãos de água e a jogou prazerosamente na Nudez. A Nudez tomou uma florzinha campestre, bem ali do seu lado, e colocou no peito da Roupa.

Sempre que a conversa ficava um pouco tensa, trocavam delicadezas e continuavam.

– Você é uma poetisa! Sua fala é linda – disse a Roupa –, contudo você fala como se você não tivesse problemas ou limites, como se tudo fosse perfeito ou como se o corpo fosse sempre perfeito. Desculpe-me, mas você não se sente ridícula, às vezes? Seios caídos, bunda mole, celulite, rugas, banha aqui e ali, saco flácido ou, pior, pinto duro. Você já viu como fica o pinto dentro d'água? Some e, olha, até parece uma xoxota, só se vêem os pelinhos!

– Hum! Você agora foi mesmo longe! – exclamou a Nudez. – É! E o pior é que você tem certa razão. Eu passo, às vezes, maus momentos, mas a culpa não é minha e sim dos olhos de quem me olha. Sou sempre eu mesma. Tenho a beleza, a forma, a vida de meus anos. Um pinto é um pinto, um seio é sempre um seio, não importam suas formas. Têm sempre sua beleza. Basta que você queira descobri-la. Posso até ficar mais bela com o passar dos anos, não importa o que os outros digam me olhando. Sou a beleza de cada um e também o reflexo de sua beleza interna.

Um bando de araras voa, livremente, no céu límpido da Chapada.

— O corpo, cara amiga — continua a Nudez —, segue sempre a lei da preferência. A ereção no homem ou a excitação no homem e na mulher diante de um corpo nu nem sempre são fruto de más intenções, desejos ou malícia. É uma reação natural e espontânea diante da beleza do corpo nu, uma reação involuntária provocada pela ansiedade, pela curiosidade ou até pela própria novidade do momento, pelo inusitado do gesto. Enfim, uma homenagem à minha beleza. E por que não se sentir lisonjeada ou lisonjeado, se o simples olhar para o corpo nu é capaz de produzir tal efeito no corpo de quem o contempla? O corpo, afinal, não pede licença para sentir, para se excitar, ele simplesmente sente e se excita. O corpo não se envergonha disso, é a mente que se envergonha.

—Você é muito inocente, Nudez. A mente humana não funciona assim. Você pensa o mundo como se ele fosse sempre inclinado para a harmonia, para o equilíbrio. Olhe, beleza é diferente de Nudez. As duas nem sempre andam juntas. Às vezes, coincidem; às vezes, não. São coisas diferentes e agem diferentemente. Não se iluda. Eu existo assim. Fico feliz porque sou um complemento natural da beleza. Eu, sim, adapto-me aos anos, à cultura, e torno as pessoas aquilo que eu quero. Elas me disputam, exibem-me, posso custar muito caro. Eu escondo a nudez e, por que não dizer, escondo aquilo que provoca a vergonha das pessoas. Comigo, todo mundo pode parecer bonito e até tentar esquecer os problemas de seu corpo. Eu lhes dou charme e beleza. Sou as mil possibilidades da beleza — concluiu a Roupa, triunfante.

— Que idade você tem, Nudez? — recomeçou a Roupa, um tanto friamente, após um momento de silêncio.

— Eu tenho a idade que seu gosto estético, sua crítica, seus olhos e seu coração me dão. E você, que idade tem?

A Roupa baixou os olhos, colocou os pés na água fria do riacho e respondeu:

— Não sei. Sou a resposta aos desejos de beleza de cada um. Tenho a idade das pessoas que me vestem.

— E eu sou o lado visível do invisível de cada um — retrucou a Nudez. E continuou. — A nudez de minha Nudez é a "Roupa" que revela os caminhos que a mente e o coração percorreram ao longo dos anos. Não importa a nudez de quem, importa que eu, a Nudez, seja a expressão viva e silenciosa que marca o encontro verdadeiro entre pessoas verdadeiras. Sei que, muitas vezes, sou falsamente usada como pretexto de simplicidade, de abertura, e até de harmonia. Nada me ultraja mais que ser usada, manipulada mentirosamente, porque eu, como Nudez, sou puro reflexo da própria natureza, sou a própria manifestação da beleza maior do universo, do Criador enfim, de quem sou a mais fiel semelhança. Deus é a Suprema Nudez. Ele É e basta. Não tem roupas, apelidos.

Ao levantar os olhos, a Nudez viu, surpresa, a Roupa se despir e escorregar maciamente para dentro d'água. A Nudez, então, deu algumas braçadas, saiu da água, vestiu a roupa da Roupa e voltou de mansinho, mergulhando até encontrar a amiga, que sorriu feliz ao vê-la vestida.

– Que tal? – perguntaram mutuamente.

– É estranho – respondeu a Roupa – e, ao mesmo tempo, estar sem roupa é uma sensação maravilhosa de mergulhar na nudez. É como se eu e a água fôssemos uma coisa só, é como se eu e o universo formássemos uma unidade, contudo não me sinto como eu mesma, não sinto que eu sou eu. Talvez deva esperar mais pelo tempo de minha nudez.

– Sim – concordou a Nudez –, tudo tem seu tempo. Há pessoas que se despem, mas continuam vestidas, porque seu coração não está nu e despojado. Existem também aqueles que, embora vestidos, estão nus em seu coração, em sua atitude, e vêem o nu com olhos de criança.

– É! – disse a Roupa, olhando bem nos olhos da Nudez. – Nudez e roupa não são nem bom, nem mau, são apenas diferentes, mais que fatos; são, sobretudo, emoções. As emoções comandam o processo que facilita ou não o estado de nudez ou de roupa...

– Sabe, Roupa – começou a Nudez –, eu sou além de um mero problema ou uma simples exibição, sou um dado real, sou o que cada um é, sou um estado de espírito. Existem aqueles que se despem, em casa, nos rios, nos teatros, porém estão vestidos de curiosidade, de provocação, de maldade e até de uma espontaneidade falsa e mentirosa. Eu sou espontaneidade e fruto do pensamento e do coração. Existem os que usam você, Roupa, sempre, e, no entanto, têm o coração simples, o coração dos que me usam e me vivem. Estes vivem em estado de nudez física e espiritual. Para esses, a roupa ou a nudez são a mesma coisa.

Algo novo parecia inundá-las de luz. Sorriem e se apertam as mãos.

– Outro engano – continuou, calmamente, a Nudez – é pensar que eu tenho a ver com sexo, com genitalidade. Eu tenho a ver com contato, liberdade, espontaneidade e inocência. Sou pura, simples, natural como o olhar de uma criança, que não sabe que está nua, porque sou o estado natural dela. Mais tarde, a malícia, o medo, a vergonha, a cultura, a religião se misturam à simplicidade e, aí, todos passam a usar você, Roupa, como uma necessidade, como uma conveniência, como anteparo e defesa de seu próprio modo de ser.

Pareciam adivinhar os pensamentos uma da outra. Deram-se as mãos e saltaram para a água.

– Lembra-se da história do Rei Nu? – perguntou a Nudez, mergulhando, deliciosamente, a cabeça na água fria. – Só uma criança teve a coragem de dizer ou de ver a nudez dele. Não se supõe, não se espera, dizem, que uma madre, um rei, uma ministra ou um mestre se dispam e mostrem a própria nudez. A nudez não lhes fica bem, afirmam. Se eles se despem, perdem a dignidade, comentam. Não, eles não podem se despir. Nudez é para o comum dos mortais. Nudez não é para eles. Como também não fica bem a nudez para um ancião ou uma anciã, completam.

– Conversamos muito não é? – indagou a Nudez, ajudando a Roupa a sair da água, o sol do meio-dia a secar-lhes a pele macia. A Nudez lhe devolve a roupa. A Roupa se recompõe, enquanto a água escorre gostosamente em seu corpo vestido.

– Assim está bem – disse sorrindo, um tanto sem graça. – Caminhemos um pouco mais?

A Nudez toma as mãos da Roupa, menos habituada a andar nas pedras escorregadias do rio, e caminham rumo à estradinha.

Diante delas, a beleza dos montes distantes e da chapada, que, preguiçosamente, começava a acordar de uma longa seca, renovando-se com uma vegetação verde-amarelada.

– Sabe, Nudez – reiniciou a Roupa, tomando um atalho –, sou como as cascas das árvores. Cada uma se veste a seu modo. Elas simplesmente se vestem. As pessoas, como as árvores, não sabem ou se esqueceram que eu tenho você por baixo de minha roupa, eu tenho sempre você por baixo de mim. Vestem-se sempre, até mesmo numa manhã ensolarada, sozinhos, à volta de uma piscina, em uma praia solitária, quando só o sol e o mar seriam testemunhas de sua nudez. Nem sabem que estão vestidos. É! Sou, culturalmente, proteção contra a ansiedade, o risco, o medo, a fofoca. Estou certa, errada? Não sei! Só sei que assim como as árvores se esqueceram que um dia tiveram a nudez da semente, assim as pessoas se esqueceram que a nudez é seu estado natural e que Eu sou apenas aparência.

– Roupa – disse a Nudez, abraçando-a fortemente –, você é tão necessária quanto eu, tão bonita quanto eu, e também tão vítima quanto eu. Importa, sim, que Eu seja Eu e Você seja Você. Não é uma questão minha ou sua o que as pessoas fazem com a roupa ou com a nudez, comigo e com você, é sim uma questão da mente e do coração deles. Eu sou Nudez, você, Roupa, o que passa daí pertence à mente e ao coração do outro.

O sol do meio-dia brilhava intensamente. Aqui e acolá, algumas nuvens anunciavam as chuvas da tarde.

Qual não foi a surpresa da Nudez e da Roupa, quando, ao olharem para cima, perceberam, no céu, um imenso arco-íris, num círculo perfeito em volta do sol.

Era o símbolo da aliança. Abraçaram-se.

Olharam-se profundamente. Sorriram uma para outra e, silenciosamente, continuaram sua caminhada.

~ 7 ~
Terra amada

A casa da fazenda está situada numa pequena elevação, e, do lugar onde estamos, podemos ouvir nitidamente o barulho da água, nas corredeiras do Rio dos Couros. Quando a posição do vento vem do Morro do Papagaio na direção da Serra da Baleia, o barulho aumenta. Temos, então, a sensação de que choveu nas cabeceiras e uma tromba d'água, tão comum na Chapada dos Veadeiros, está passando por ali, levando, na impetuosidade de suas águas, tudo que não pôde fazer frente à violência de sua força.

Aí eu penso:

– A compreensão da realidade depende até da posição do vento, informante invisível, mas não menos real, de um dado que precisa ser verificado.

Já me acostumei com certas informações, que escuto cuidadosamente, e que coloco entre parênteses, na expectativa de vê-las confirmadas no amanhecer de um outro dia.

Olho para o relógio. São oito horas da noite. Um vento suave brinda meu rosto com um terno afago, como se mãos aveludadas me tocassem, delicadamente.

O céu pulula de estrelas. São bilhões. Meus olhos atentos não conseguem percebê-las em sua totalidade. O Cruzeiro do Sul inicia a Via Láctea, que, como uma rodovia galáctica, aponta o Norte, no infinito inatingível da abóbada celeste.

Todo o meu corpo, sobretudo minha pele e minha respiração, responde agradecido àquele *show* gratuito, que a natureza prepara para quem quer apreciá-la, amá-la, reverenciá-la. É de graça, basta usufruir.

Volto-me para dentro de mim mesmo, procuro escutar meus sons e me percebo ligeiramente excitado. É que, naquela noite, um grupo de amigos gestaltistas está lá para uma reflexão sobre o sentido de ser pessoa.

Estou sentado numa das entradas da casa grande da fazenda. É uma escada em semicírculo de sete degraus. Assento-me no primeiro deles.

À minha frente, e para meu encantamento, centenas de vagalumes dão um espetáculo de luzes, e, mais lá de longe, da lagoa, escuto um *show* de sons, de sapos e aves noturnas, que marcam compasso, sinalizando sua presença na orquestra da noite.

Extasio-me diante daquele espetáculo de som e luz e agradeço a Deus por Sua sabedoria em preparar um concerto de tal beleza, sem pedir nada em troca. Eu sou, silenciosamente, emoção e ação de graças.

De onde estou, escuto meus colegas, que, sentados despreocupadamente na sala grande, escutam as Quatro Estações de Vivaldi e experimentam um delicioso vinho italiano.

Naquele momento de encontro e profundo contato, a natureza à nossa volta dita nosso modo de agir e nos faz movimentar, como folhas soltas, pelas águas correntes de um rio cristalino.

Ali, tudo é sagrado, intocável, perfeito. Minha alma, meu espírito, todo o meu ser se recolhem aconchegados pelo manto do mistério que nos circunda. Mesmo falando, estamos em silêncio e nosso silêncio é um canto de louvor à vida.

Olho para o céu e uma linda estrela cadente mostra sua graça, no fundo escuro, limpíssimo do firmamento.

Meus amigos, um depois do outro, deixam a sala e se sentam nos degraus da escada.

Parece uma cena para fotografia.

O grupo é invadido por um profundo silêncio. A abóbada celeste assemelha-se a um santuário no qual o convite ao silêncio é a primeira prece, o primeiro louvor. É um silêncio de pedir permissão para participar da majestade do céu, usando uma linguagem, um ritmo, uma presença própria de pequenas criaturas.

Noto que todos estamos emocionados diante daquela beleza silenciosa, daquele céu de estrelas, um *show* especial para aquela noite.

Rosa, um dos membros do grupo, dá um gostoso sorriso para mim e começa, parecendo querer concluir algo em que já pensava.

– No entanto, somos partes integrantes desta grande totalidade. Toda esta majestade, todo este espetáculo se perderia, se não existissem meus olhos, teus olhos, os olhos de milhões de pessoas, que, como estrelas nos céus de nossa face, confirmam sua existência por meio de nossa própria existência.

Segue-se um pequeno silêncio e Rosa continua:

– Existir é dar-se conta. Quanto mais nos apercebemos do universo, sobretudo das coisas mais pequeninas, mais temos consciência de que somos seres de relação em troca permanente de existenciais e de vida.

Naquele instante, Mick, que estava ao nosso lado, latiu. Paramos a fim de ver o que poderia estar acontecendo. Tudo igual. O silêncio era o mesmo e, todavia, o cão percebera algo que nós não percebêramos.

Marcos leva o dedo à boca num gesto meditativo, e completa:

– Assim é, seus olhos e seu faro estão preparados para ver e sentir à distância, porque para um cão o imprevisto pode ser fatal. Para nós, um desafio. De qualquer modo, a realidade nem sempre tem a clareza do dia, precisamos de um faro e de uma visão, apenas preto e branco, como a do cão, para não sermos ofuscados pela profusão de cores que, ao mesmo tempo que enfeitam, podem nos esconder detalhes importantes.

Ao escutar o comentário de Marcos, pensei:

– Esta é uma noite abençoada. Temos uma tarefa difícil: estudar e apresentar uma visão de homem, de pessoa, na perspectiva da abordagem gestáltica. De outro lado, penso, para falar de pessoas não são necessárias muitas teorias, basta que as pessoas sejam pessoas, se sintam pessoas e que possam se abrir como pessoa, como a terra que se abre, sem prevenção, e deixa sair de seu seio a água cristalina que corre, despreocupadamente, para o mar.

Otávio, em seu jeito manso e pausado de falar, comenta:

– Na verdade, somos grandes desconhecidos de nós mesmos, não conseguimos compreender quem somos, porque somos uma mistura contagiante de dentro e fora, de grandeza e pequenez, de parte e todo.

Nossa consciência nos encurrala dentro da realidade; e, encurralados dentro dela, olhamos o mundo pelas frestas da cerca que nos aprisiona. Não sei nem mesmo se podemos compreender a natureza de uma flor, de um inseto.

Rafaela pondera, procurando as palavras:

– Ser ou não ser, querer ou não querer, poder ou não poder, isso é o que somos, misturas existenciais de nossa essência. Por isso, a humildade é a resposta mais lógica diante da totalidade de cada ser e do universo, que, ao se exibir para nossa contemplação, nos coloca diante dos limites naturais de nossa capacidade de apreender a realidade.

– Na realidade – intervém Marcelo, com seu jeito de pensador solitário –, estamos falando de essência, o Ser, o grande fundo sustentáculo do existir, e do Estar, a grande figura do Ser. O Estar é o rosto visível do Ser, ou melhor, é o Ser aqui e agora, em seu eterno processo de mudança, à procura de um rosto definitivo.

Estou encantado com a compreensão que tenho daquele momento e me lembro de um cartão de Natal enviado por minha amiga Iracema de Campo Grande. Escreve ela: "Compreender é como se, por alguns momentos, a pessoa que compreende o outro se transformasse no próprio outro. É como uma ponte que une as portas da alma, por um momento aberta, de duas pessoas".

Nesse momento, penso, as portas de nossas almas estão certamente abertas, ligadas uma à outra pela ponte do amor, que é essência pura, pela fé e pela esperança, que, por sua vez, são os existenciais teológicos da essência. Aí me lembro do apóstolo Paulo, quando diz: a fé e a esperança desaparecerão, só o amor permanecerá, porque o amor é Vida em substância.

Marina, com seu jeito claro de falar, comenta:

– A idéia do amor é a idéia do pertencer. Só ama quem pertence. Quando o pertencer é um ato supremo de amorosa liberdade na entrega, o amor está presente e se transforma na mais harmoniosa linguagem e na mais perfeita unidade. Não é fácil a experiência do amor como uma forma de pertencer, pertencer pura e simplesmente!

Havia um lamento na voz de Marina.

Ao ouvir aquelas palavras, transportei-me, naturalmente, para a Cachoeira da Rosa, situada, como um santuário, nas entranhas de uma montanha, em meio à mata ciliar, lá onde a natureza dá um espetáculo maravilhoso da experiência do pertencer.

Ali tudo pertence a tudo, tudo depende de tudo, tudo influencia tudo. Os cipós se entrelaçam, as raízes, os galhos se entrelaçam, copas se misturam, bromélias e orquídeas dão um espetáculo à parte. Pássaros exóticos misturam seu gorgear aos zumbidos das abelhas e ao grito dos soins. Tudo na mais estreita e perfeita harmonia.

Ali as diferenças se somam, criando um cenário de extraordinária beleza, um modelo de comunidade ecológica na qual a totalidade centrada no contato entre todos os seres revela o caminho que nós, humanos, deveríamos seguir para nos tornarmos uma mata ciliar de pensamentos, sentimentos e ações, entrelaçadas pela alma, pelo espírito que nos vivifica, fazendo-nos evoluir para nossa consumação.

Paula, com sua delicadeza de artista plástica, adivinhando meus pensamentos, começa:

– O humano não diz respeito só ao homem, mas à natureza como um todo. É um processo de experienciar a própria ecologia, como resposta a uma ecologia maior, cósmica talvez.

A retomada do sentido do humano passa pela superação da ciência, como tentativa de organização crítica da realidade, e pela superação da técnica, como instrumento mecânico do conhecimento na direção de uma abertura à própria verdade, à própria realidade, ou seja, um encontro com a arte, como sopro divino, sacralizando a relação substancial homem–universo.

Quando se resgata o humano, isto é, o positivo em cada um de nós, revela-se o divino oculto em nossa humanidade, que é o lado luminoso da relação ser e estar no mundo.

A temperatura começa a cair. São dez horas da noite. A Chapada é assim. Noites geladas e corações afogueados, querendo descobrir sua beleza, misturando-se à sua magia.

Rafaela e Otávio se levantam e dizem que vão buscar um agasalho para lhes proteger do orvalho úmido que começa a cair. Clara se levanta e diz que vai à cozinha fazer pipoca. Após alguns instantes, todos estão de volta, exceto Clara, e, juntamente com Marcos, começamos a acender uma fogueira que havíamos preparado no finzinho da tarde.

A umidade é tanta que o fogo teima em não pegar; contudo, após alguns momentos, ele começa a crescer.

Marina se levanta, achega-se à fogueira e, enquanto aquece as mãos, começa a falar:

– Somos seres singulares, individualidades irrepetíveis. Isso tem uma grande vantagem: somos únicos no universo, seres de infinitas possibilidades, não somos uma multidão clonada. Porém, em contrapartida, nossa incomparável singularidade significa também nossa ontológica e substancial solidão.

Esfrega as mãos e depois de levá-las ao rosto como para aquecê-lo, enquanto mantém um olhar mergulhado no fogo, absorvida por ele, continua:

– Podemos pensar numa dupla realidade: o mundo-em-si e o mundo-em-comum. A intersubjetividade, fruto de minha consciência relacional, nasce desse permanente confronto eu/eu-no-mundo e, nesse contexto, somos seres que vagamos, inexoravelmente, entre o Tu e o Eu. Não existe eu sem tu.

Apesar de nossa aparente falta de opção – viajando nessa estrada de pista dupla eu/tu –, o eu e o tu carregam uma tal complexidade que podemos encontrar neles milhões de caminhos, tal como nossos olhos, ao contemplar um céu estrelado ou uma floresta fechada, descobrem que jamais esgotariam a majestade do contemplado.

Marina parece hipnotizada pelo fogo. As labaredas agora estão altas e sobem, soltando milhares de faíscas, formando um belo cenário para nossos olhos.

– O fogo – continua Rafaela, em silêncio até aquele momento – é algo absolutamente solitário, nada lhe é semelhante, ele é radicalmente o outro e, por isso, seu existir e sua finitude nos oferecem milhares de possibilidade de usá-lo como energia transformadora.

– Estás dizendo – interrompe Otávio – que, somente na medida em que alguém se percebe como o outro de maneira radical, esse estará pronto para ser efetivamente um ser de relação, um ser em contato?

– Sim, e gratuitamente – responde Rafaela –, como o fogo, que nos aquece, nos ilumina, nos transforma, sem se dar conta do que faz. Somente quando alguém se percebe como radicalmente o outro, estará pronto para um contato transformador, porque a coragem de ser ele mesmo é a base de uma responsabilidade, existencialmente, coparticipada.

O cheiro de pipoca interrompe nossa reflexão. Clara chega com uma bacia de pipoca e uma garrafa de café. Puxa uma cadeira, e nos sentamos em volta, como um bando de jandaias atacando um milharal.

– E, diga-se de passagem, nada se compara a este cafezinho bem quente, nesta noite fria, aqui bem juntinhos, uns aos outros e à fogueira.

A lua passeia descontraidamente pelas nuvens, piscando, entre uma nuvem e outra, raios de luz, curiosa com aquelas pessoas lá em baixo, discutindo filosofia. Olho encantado para ela, e, de repente, me parece que ela nos sorri e diz:

– Oi, boa-noite, eu também faço parte deste encontro. Minha solidão celeste é minha força, beleza e charme, e é por meio dela que estou sempre presente, mesmo quando, sendo lua nova, ninguém me vê, mas, com certeza, desejam-me de volta.

Aí penso comigo:

Muitas vezes, as maiores presenças são as grandes ausências, sobretudo quando o coração está envolvido. A ansiedade é a presença insuportável da ausência do objeto ameaçador, a saudade é a ausência suave da presença do objeto amado, o ciúme é a ausência constrangedora da presença do rival invisível ou imaginado.

Presença é um existencial, complexamente, transformador. É ela que cria a relação entre o ser e o não ser, entre o devir e o advir. O nada, sim, é a ausência metafísica, tudo o mais é, e não se pode fugir à sua existencialidade.

Enquanto eu existo, eu sou. Dentro de uma expectativa metafísica, ser e existir se identificam em mim, por isso sou fagulha do Ser revestida de uma continuada humanidade.

É essa presença metafísica que torna o homem um ser de relação humana e cósmica, pois tudo que existe é necessariamente ser de relação.

Levantei-me, peguei uma vara e mexi o fogo que começava a enfraquecer. Ele agradeceu soltando milhares de fagulhas.

– Estou pensando – Marcos reinicia a conversa – na radical relação entre Presença e Consciência, porque sem a consciência a presença perde sua força criativa e transformadora. A Consciência é, dinamicamente, função da presença. Quanto mais consciência se tem do objeto, mais presente ele está, pois a presença se irradia para além do objeto presente. A consciência da presença vai além da presença da consciência. A consciência é, eminentemente, função da totalidade presente.

— Aqui — diz Marcelo — podemos fazer uma ponte, aliás duas, entre Presença, Consciência e Responsabilidade. Responsabilidade é função da Presença e da Consciência. Quanto maior for a presença consciente das partes, mais a totalidade ganha identidade e maior probabilidade existe de que se possa agir adequadamente. A responsabilidade passa, necessariamente, pela Consciência presente das relações singulares e individuais que objeto e pessoa estabelecem entre si, na busca do significado, matéria-prima da intencionalidade. Rosa se levanta, pega uma caneca de ágata, coloca nela um saboroso café fumegante, sopra, bebe um gole e depois sugere:

— Já que estamos falando em ponte, farei mais uma ponte, trazendo em causa a Criatividade. Também a criatividade é função da Presença, da Consciência e da Responsabilidade, com um acréscimo: o nexo causal que existe entre esses conceitos passa pela interiorização deles, acrescidos da natural tendência humana para ser criadora, mais do que repetidora.

Uma mangueira não pode dar abacates, pois isso foge à sua intrínseca natureza, mas, como mangueira, a qualidade de seus frutos vai depender, essencialmente, de sua capacidade de poder se relacionar com todos os elementos internos e externos a ela e que lhe dão sustentação.

— Vou então completar a estrada — acrescenta Paula. — Faço mais uma ponte, e trago talvez o mais complexo existencial: a Liberdade. Concordo, plenamente, com a afirmação de que a pessoa humana é radicalmente livre. Se a verdade fosse evidente, por si só, não precisaríamos de liberdade, mesmo porque não haveria pelo que optar. O fato de errarmos, além de outras razões — como nossa natural incapacidade de captarmos a totalidade —, nos faz, radicalmente, livres.

A incansável procura de caminhos, que nos leva ao encontro da verdade, exige que sejamos radicalmente livres. Peregrinamos, o tempo todo, entre certeza e verdade. Liberdade significa um peregrinar inexorável entre mim e eu mesmo, entre o eu e o tu, entre o eu e o mundo, na busca de uma resposta que contemple, definitivamente, uma pergunta que tem, como programa, o ideal da felicidade, do prazer, do amor. Como o encontro dessas realidades nunca se dá plenamente, precisamos ser eternamente livres para procurá-las.

A noite vai alta. O silêncio é quase absoluto. A natureza toda dorme, descansa. É um espetáculo maravilhoso perceber essa autorregulação cósmica, noturna, na qual tudo no universo repousa para despertar com o nascer de um novo dia. Somos uma exceção àquele processo. Resolvemos, então, obedecer à regra. Paramos. Vamos dormir.

Então, depois de uma noite bem dormida e de um café preparado coletivamente, decidimos fazer a caminhada do sol, na trilha do Gil. A trilha do Gil tem seis quilômetros e é um círculo, margeando, em sua grande parte, os três rios que passam pela fazenda.

Como é circular, o sol nos acompanha, banhando nosso corpo por igual, produzindo uma agradável sensação de calor e vida.

O grupo caminha ora em silêncio meditativo ora fazendo brincadeiras ou comentários sobre o que vê.

Passamos descontraídos pela plantação de arroz, que está sendo comida por um grupo de capivaras noturnas. Raramente são vistas durante o dia, mas deixam, à noite, suas pegadas na plantação. Dizem que se alimentam um pouco antes do nascer do sol, depois dormem o dia todo.

Falo também sobre o comportamento de alguns animais habitantes da Chapada, especialmente das emas e do quase lendário lobo-guará, que surge sempre de improviso.

Rosa parece encantada com a caminhada, mas algo em que pensava a remete para uma complicada relação.

– Espaço e tempo – começa Rosa, e o grupo muda o ritmo para poder escutá-la – são dois fenômenos muito especiais. Somos sujeitos do tempo e do espaço. Estamos-no-Tempo. Estamos-no-Mundo. Estamos marcados pelo tempo e encarcerados pelo espaço, como se tudo começasse e terminasse em nós mesmos, embora, na verdade, nada comece em nós e termine em nós. Somos pontes, somos passagem.

O tempo se abre para nós e, por ele e através da prece, sentimos, experienciamos uma fagulha de eternidade que nos coloca em contato com o Outro Eterno. Da ética que faz o amor funcionar com o outro como amo e funciono comigo mesmo, da esperança, que me conduz para o amanhã na certeza de horizontes novos, do desejo que me proporciona o prazer, o risco do encontro mais profundo comigo mesmo e com o outro, da esperança que põe fronteiras e me diz o tempo certo do encontro marcado com desejos incontáveis de minha existência, com o cuidado que é a mola mestra de todo relacionamento humano.

O sol agora está às nossas costas, sentimos o calor de seus raios, misturando-se ao vento gostoso que sopra e prenuncia chuvas para mais tarde. E Rafaela retoma o mesmo argumento:

– Assim como o tempo nos dá uma fagulha de eternidade, também o espaço nos dá uma fagulha do cosmos, não apenas cosmos como lugar físico, mas como lugar de passagem, de rituais, de metáforas, de um estar-no-mundo potencialmente felizes, ora pelo amor, substância nutritiva da vida em movimento, ora pelo jogo que nos mantém ligados no prazer, no risco, na dor, na alegria, ora no saber e no fazer que despertam e mantém em nós respostas responsáveis pela cotidianidade da existência, ora ainda na política que nos lança nos jogos e nas tarefas da cidade dos homens.

E tudo isso remete a pessoa humana ao espaço do transcendente, do sagrado, no qual, juntando espaço e tempo, a pessoa transcende a si mesma e atinge a maturidade por vivências, por experiências, que significam singularidade e dignidade de ser pessoa.

A manhã está radiante. Na verdade, não sei se está radiante, porque as manhãs são radiantes sempre, não importa sua forma, se fria, se quente, se chuvosa, se ensolarada. Manhã significa amanhecer e amanhecer significa eternizar-se na mudança. Amanhecer cotidianamente significa deixar que um novo dia inunde o ser de sua totalidade, trazendo para dentro do ser a multidão que desperta e caracteriza a vida, aqui e agora.

Não sei se está radiante porque nós, andantes matutinos, emprestamos à manhã nossa própria beleza em troca da sua!

– Espaço e tempo são funções inter-relacionais. – Marcos volta ao pensamento anterior, enquanto colhe uma orquídea silvestre. – São figura e fundo de um mesmo processo visto de ângulos diferentes.

Olha para nós e continua, meio inquisitivo:

– O mesmo vale para nossa caminhada: o que é figura aqui, nós ou a Chapada, o sol suave ou o canto dos pássaros, o silêncio ou o barulho contagiante de nossas vozes? Não existe a natureza de um lado, e a pessoa humana, mulher ou homem, do outro. Só por abstração podemos separar pessoa e mundo. Devemos, sim, falar de uma ecologia da existência, onde tudo depende de tudo, tudo está ligado a tudo, onde tudo afeta tudo, e, nesse sentido, não somos seres solitários, mas de relação, que é a essência da existência humana e cósmica. Na escala do existir, quanto mais intensa a relação, mais a vida está presente. Na razão em que diminui a relação, diminui o sopro da vida, pode-se desvanecer e até morrer.

– Somos pobremente definidos como animais racionais – intervém Adriane. – Na verdade, falta o terceiro elemento essencial: o Ambiente. Como seres de relação, a definição que contemplaria a totalidade do ser humano seria: somos animalidade, racionalidade, ambientalidade. Ou seja, somos animais, somos ambientais, somos racionais. Somos animal ambiental racional, e não apenas animais racionais. A exclusão ou omissão de ambientalidade ou de ambiental da essência da definição da pessoa humana desvirtua o verdadeiro caráter relacional, próprio da pessoa humana, e, na prática, produz uma série de equívocos. Se o gênero ambiental estivesse secularmente colocado na essência da pessoa humana, os processos ecológicos que pertencem à humanidade não teriam tomado as dimensões desastrosas da atualidade. Filosoficamente falando, pertencemos ao gênero animal e à diferença específica: racional-ambiental. Assim, a verdadeira definição da pessoa humana é: animal, ambiental, racional. Qualquer desses três elementos que for excluído destruirá a essencialidade da totalidade humana.

Paramos, por um instante, a fim de observar um imenso cupinzeiro, bem ali à nossa frente. Dependendo de que lado olhássemos para ele, sua forma se transformava.

Penso, então, nas múltiplas faces da realidade, e em como é fácil discordar quando se observa apenas uma de duas partes da realidade. Vou além, pensando que, ao se observar a realidade, atenta e demoradamente, a observação se transforma em contemplação.

Contemplar é observar o objeto de dentro, de fora, de cima, de baixo, de lado, permitindo que a mente, por intermédio dos olhos, intua a totalidade. Nesse momento, existe uma confluência dinâmica: a mente e o objeto observado se dissolvem num profundo contato relacional.

Por um instante, deixamos a trilha do Gil e nos dirigimos à mata ciliar que margeia o Rio Lageado. Paramos. Pedimos licença para entrar e desculpas por algum distúrbio que possamos causar à mata. Fazemos silêncio e nos damos as mãos, formando um círculo, uma mandala energética para nos sentirmos e sentirmos melhor o ambiente.

A mistura do cheiro da terra úmida com o cheiro das árvores inunda nosso ser com uma fragrância que nem o mais suave dos perfumes encerra, porque esse é o cheiro, o perfume da abundância que a vida exala nesses lugares.

Aqui, tudo está em perfeita harmonia. O vento, o farfalhar das folhas, o canto dos pássaros, o barulho do rio. O bater amoroso de nossos corações faz coro com o som da natureza, compondo uma música que nossos ouvidos não ouvem, já que, quando se transcende o aqui e agora, o silêncio se transforma no mais sagrado e misterioso dos sons.

– Este é um momento de rara beleza – diz Marina, num tom tão suave que mal podemos escutá-la. – É um momento soberbo do que significa ecologia interna e externa.

Podemos observar aqui como a natureza é profundamente humana! A natureza segue a lei da preferência. Não pede licença, simplesmente é e se deixa acontecer no mais sagrado respeito por cada um de seus elementos. É aquilo que Rodolfo Petrelli chama de "convivência produtiva": Eu–Tu, Eu–os–Outros.

A magia da floresta está em sua convivência com as diferenças, não como submissão, subserviência, mas como virtude pelo profundo respeito pelas diferenças, pelo reconhecimento incondicional do direito do outro de existir, assim como ele é.

Essa tolerância implica a estima e a valorização das diferenças. Implica colaboração, investir seus próprios recursos nas diferenças do outro, afirma Petrelli.

A mata é isto: convivência, respeito, estima, cuidado, valorização das diferenças.

Aqui nada pede licença. As coisas simplesmente acontecem: o vento sopra, o cipó entrelaça diferentes árvores, os insetos transportam o pólen de flor em flor, as folhas caem, transformam-se em húmus e ressuscitam em fecundidade, o sol entra por entre e por baixo das copas das árvores, produz um tom dourado nas folhas e aumenta a umidade do local.

Aqui, o quarto elemento do encontro, do verdadeiro contato, ocorreu em plenitude: simpatia, empatia, inclusão, confirmação. A floresta é tudo isso e muito mais, porque o que aqui vemos é infinitamente menor do que aquilo que, de fato, está acontecendo. A Presença é maior que a consciência que podemos ter dela.

A floresta é um riquíssimo exemplo do que podemos chamar de ecologia humana, do que pode ser o ideal do relacionamento humano, do que é conceito de pessoa.

Nesse momento, escutando Marina, somos partes integrantes da floresta. Sinto que um profundo sentimento de amizade e amor pela floresta nos invade. É um sentimento de inclusão que toma conta de todos nós. É isso que Buber chama de relação Eu–Tu. A intimidade entre nós e a mata é total. Somos exclusivos um do outro. Somos plantas... somos pássaros. Isso é conviver, pertencer, transcender. Isso é amor.

Para não perder o sagrado daquele momento, saímos silenciosamente da mata e voltamos à trilha do Gil. O céu agora parece mais azul, a campina mais verde, o sol mais dourado, as gotículas de orvalho nas pontas das folhas e do capim, um tapete pontilhado de milhões de minúsculos diamantes.

A natureza e o ser humano são assim, penso. É preciso aprender a vê-los, a observá-los, a fim de tirar deles toda sua silenciosa beleza. Continuo pensando na infinidade de tipos de flores que a Chapada possui, desde flores minúsculas como as sempre-vivas, passando pelas orquídeas e pelos lírios silvestres das mais diferentes cores, até a exuberante bromélia e a exótica canela-de-ema. Essa multiplicidade é a essência de sua beleza. Se nós humanos cuidássemos de nossa biodiversidade interior e exterior, como a natureza cuida de sua flora e fauna, seríamos realmente como uma floresta, um reino de harmonia, de pertencimento, troca e compreensão.

Energizados com a beleza da mata, continuamos nossa caminhada. À direita, passamos por um capão – um pequeno bosque, quase sempre com minas de água, cercado por um campo verde. Alguns buritis emprestam uma beleza especial ao local pelo barulho de suas folhas, que, agitadas pelo vento, emitem um som como o barulho de uma queimada, desolando a Chapada. Mais ao longe, o Morro da Baleia fecha o cenário, como uma tela recém-pintada.

Otávio, que estivera calado durante toda a caminhada, diz:

– Assim como as árvores são a essência da floresta, as estrelas são a essência do firmamento, a água, a essência dos oceanos, o calor, a essência do fogo, nós, humanos, essencialmente imersos no mundo, somos a essência do universo, porque somos feitos de terra, água, fogo e ar. Isso significa que estamos no mundo, somos do mundo e para o mundo. Não podemos não estar no mundo, assim como o calor não pode abandonar o sol ou a beleza e a suavidade abandonarem a lua. Participamos, necessariamente, da fluidez do universo em suas mais variadas formas. Somos-seres-no-mundo. Estamos imersos no mundo e o mundo está imerso em nós. Somos como figura e fundo um para o outro. Só por abstração, é possível pensar o ser humano isolado do ambiente, do mundo. Somos espiritualmente parte um do outro.

Naquele momento, o grupo passa por uma grupiara, um veio de formação de cristais. Marcelo se abaixa e apanha uma pedra de total pureza interna, apesar de sua crosta grosseira. É um cristal que os nativos chamam de cristal rolador, em virtude de sua forma arredondada produzida pela água ao longo de muitos anos.

– Vejam – chama-nos a atenção –, tudo no planeta é uma questão de espaço e tempo. Através do tempo e do espaço, os seres nascem, evoluem e morrem. Não me refiro ao tempo e ao espaço como fenômenos estáticos, mas como processo, como circunstâncias essenciais do ser humano. Este cristal parece uma pedra, absolutamente, comum, grosseira até, e, no entanto, a um olhar mais observador, vemos que é uma pedra de total pureza, sem mancha. Lapidado, pode enfeitar as mais belas coleções. Como também ninguém imagina que uma planta, como a canela-de-ema, dê uma flor de tão rara beleza.

Por que sua beleza estará escondida? Ou somos nós que não sabemos descobri-la? Por que é ele um cristal sem forma aparente de cristal? Uma pessoa desatenta não perceberia que se trata de um cristal. Estou falando do cristal como ser-no-mundo e, conseqüentemente, ser de relação, como nós humanos, via espaço e tempo, sujeito, a seu modo, a risco e cuidado. O espaço e o tempo escondem essas respostas, pois é dessa conjunção complexa que nascem todas as perguntas; e quando o ser humano é o objeto primordial dessas indagações, cresce a complexidade da procura.

– Espaço e tempo não são apenas uma questão geométrica, física ou matemática – intervém Paula. – São dimensões existenciais que afetam as pessoas nos níveis mais variados, como afetam também a natureza-como-um-todo desse cristal, de uma flor, de um inseto, do homem em seu processo interminável de evolução. A consciência de que somos temporais e espaciais é o início de todo relacionamento humano, e coloca claramente as bases de que somos seres limitados e limitantes.

— Existe uma quarta característica que distingue o cristal da pessoa humana — ressaltou Adriane. — A pessoa humana escolhe, o cristal não. Sendo, eu sou metafisicamente eu-mesma, não posso não ser eu e sou, paradoxalmente, livre. O cristal não pode não ser cristal. Ele é só cristal. Nisso está a complexidade da escolha.

Só na razão em que os seres se diferenciam, eles se oferecem, espontaneamente, à possibilidade de serem escolhidos. Escolhemos quando nos colocamos entre a intrasubjetivade e a intersubjetividade, e aí nos vemos como indivíduos e, conseqüentemente, com liberdade e com limites.

Nossa caminhada matinal chega ao fim. Nosso corpo transpira energia e vida. O contato com o sol, com a terra, com a mata nos remete à necessidade de uma reflexão sobre o privilegiamento das necessidades sociais e culturais, em prejuízo da satisfação das necessidades corporais que nos colocam mais imediatamente em contato com o prazer e com a satisfação de nossos desejos.

Ali, ao lado da casa, está um chuveiro de uma ducha maravilhosa. O grupo não hesita. O banho é refrescantemente maravilhoso.

Após um momento de descanso, e depois de um saboroso refresco de uva, levamos algumas cadeiras para fora da casa. Paula e Rosa colocam suas cadeiras na sombra de um vinhático a fim de fugir um pouco dos raios do sol. Sentamo-nos e continuamos nossa reflexão.

A vista se espraia à procura de um ponto no horizonte a partir do qual nossos olhos possam perceber algo significativo.

Nesse momento, algumas araras azuis passam sobrevoando nossa cabeça, emitindo sons, como se incomodadas com aquela presença; afinal, este é um espaço delas, e, normalmente, solitário.

Invadimos seu território. Nosso campo e o delas se modifica, o delas por nossa involuntária invasão, o nosso pela beleza que elas trazem ao céu azul dessa manhã ensolarada. Não é o fato em si de nossa presença ou da presença delas o importante, mas a intencionalidade ou o significado que cada um empresta ao encontro nós–araras-azuis–aqui-e-agora.

A relação de significado entre os fatos determina a qualidade do encontro. O comportamento, portanto, não pode ser induzido do próprio comportamento. São necessárias variáveis intervenientes entre o comportamento a ser explicado e os fatos observáveis de sua causa.

Nesse caso, o dado é um só, com duas interpretações: para as araras, somos invasores; para nós, elas são muito bem-vindas. Essa é a complexidade da realidade.

A comunicação humana daí decorrente dependerá da convergência ou da divergência na compreensão e aceitação desse único fato da parte dos dois observadores.

As araras parecem insistir na inoportunidade de nossa presença, entretanto retiram-se após algumas revoadas. Diferentemente das araras, as outras aves, sobretudo jandaias e pássaros-pretos, passam por ali despreocupados, talvez até porque, diferentemente das araras, mais locais, elas são peregrinas das grandes distâncias e dos grandes espaços.

Olhamos em volta, temos uma visão de 360 graus. Estamos numa elevação. Esse é o universo que temos aqui e agora. Isto é: o céu com algumas nuvens solitárias está mais azul, o sol começa a aquecer mais, os morros, lá longe, exibem formas exóticas, os pássaros demonstram a sonoridade de seus sons, o Rio dos Couros mostra sua voz no barulho das corredeiras, os galos disputam com outros o prazer de uma transa matutina com galinhas despreocupadas; enfim, o universo, como um operário, retorna ao trabalho pela manhã e retoma sua plena atividade.

– Quando observamos toda esta realidade apenas com os olhos do corpo, temos um campo, e, quando revestimos tudo isso de alma e isso entra em íntima comunhão conosco, temos um espaço vital que é, ao mesmo tempo, nosso campo psicológico – completa Marcelo, em seu jeito calmo e pensado de falar.

– Isto nos leva ao conceito de estrutura, central na compreensão do conceito de pessoa – pondera Rafaela. – O que observamos, em um determinado momento, não é necessariamente a estrutura, e sim o resultado dela. Uma guerra pode não ter estrutura, mas é resultado de uma estrutura. Não podemos, portanto, reduzir a estrutura de uma pessoa, por exemplo, a um conjunto de atitudes observáveis em um dado momento, pois a estrutura tem caráter de sistema e revela menos que a realidade da qual ela surge.

Nesse momento, um pássaro preto começou a cantar bem acima de nossa cabeça. Rafaela pára e escutamos, maravilhados, o cantor solitário – ou cantora, quem sabe?

Rafaela, então, apontando na direção do passarinho, retorna a sua fala e diz:

– A pessoa humana é como esta melodia que escutamos. Feita de notas isoladas não pode ser entendida com base nas notas. É sua totalidade que tem sentido e dá sentido às partes, a cada som isoladamente. A pessoa é uma estrutura complexa e precisamos entendê-la a partir desse sistema no qual tudo dá sentido a tudo. Um sintoma é como uma nota desafinada de uma melodia. Toda a melodia se altera, quando escutamos uma nota desafinada, o mesmo acontecendo com o corpo e seu sintoma. Ao corrigirmos a nota, reorganizamos toda a melodia e não apenas a nota anterior e a posterior, porque o todo é governado por leis próprias que independem de suas partes.

A analogia de Rafaela é deveras pertinente, visto que um dos engodos do ser humano é agir como se a realidade fosse monolítica, confrontando-a de maneira simplória, esperando dela as mesmas respostas que, de fato, já não podem ser dadas.

A cena agora está muito interessante: nós e o ambiente, perfeitamente harmonizados. Ninguém teme uma invasão de seus limites, talvez até porque, quando se respeitam os limites, as cercas passam a ser desnecessárias. Nick e Susan dormem tranqüilamente ali no meio da roda. As galinhas, acostumadas com nossa presença, ciscam despreocupadamente, enquanto os pintinhos comem o fruto de seu trabalho, sem duvidar da qualidade do achado. O caseiro, um pouco ali adiante, roça o capim, aproveitando a folga de uns dias de sol, depois de uma temporada de abundantes chuvas. Essa é nossa realidade externa aqui e agora.

Aí eu me pergunto:

– E qual é nossa realidade interna, onde estamos de fato, aqui ou alhures? Será que nossa alma perambula pelos céus dos doze ventos, como pergunta o poeta?

Marina, que estava mais de observadora, diz:

– Nossa eterna inquietude é esta eterna tendência de querer distinguir aquilo que é real do irreal, o verdadeiro do falso, o certo do errado. Precisamos, desesperadamente, de um chão, de um universo mais próximo, mais aqui e agora, para podermos agir, e até voar alto, desde que possamos olhar para baixo e nos localizarmos. Somos no tempo, precisamos estar nele com segurança, queremos nos relacionar a fim de podermos, inclusive, continuar sonhando.

Marina ia continuar quando Marcos, olhando de soslaio para ela, determinou:

– Chega por ora, senão corremos o risco de perder a chance do benefício da dúvida. – Agora, como manda o figurino – ele continua cobrindo o rosto com as mãos e mudando o tom de voz –, as mulheres podem pensar em preparar nosso almoço.

O grupo sorri e se dá uma pausa para uma cervejinha bem gelada. São duas horas da tarde. Estamos cansados e com fome, mas, para nossa alegria, Otávio avisa:

– O almoço está pronto e servido.

Assentamo-nos em volta de uma grande mesa redonda e começamos pelo tira-gosto com pequenas torradas de pão francês ao sabor de alho e óleo.

– Dizem que só quando o homem tem alma feminina é capaz de cozinhar como uma mulher – comenta Paula, com um ligeiro ar de provocação. Ela saboreia um feijão verde ao molho de ervas aromáticas, cozido em panela de barro, deliciosamente preparado por Marcos. Aliás, não foi nem permitido às mulheres entrar na cozinha.

Fizemos um pequeno descanso e nos preparamos para mais uma rodada de trabalho.

São quatro horas da tarde. O sol segue seu curso no céu de um límpido azul e inunda de forte calor todo o universo. Seus poderosos raios iluminam e aquecem, sem pedir licença. Queimam, vivificam, transformam. A natureza viva se organiza para recebê-lo, utilizá-lo, neutralizá-lo. Ele se coloca como um ser de possibilidades, como um rei magnânimo cujos súditos buscam nele, cada um a seu modo, o alimento de que precisam para sua caminhada diária.

O sol é silencioso, mas não é passivo. Quando não se presta atenção à intensidade de seus raios, os incautos podem se prejudicar seriamente. Não é possível simplesmente confluir com ele; antes, é preciso saber, oportunamente, separar-se dele, proteger-se dele, retirar-se dele, não obstante toda sua beleza, utilidade e magia, que tanto bem nos fazem.

Penso essas coisas enquanto descemos ao rio para um bom banho de cachoeira e para um momento de nutrição com a água tépida e gostosa do Rio dos Couros.

Após alguns momentos de observação ao modo como cada um se comporta e lida com a água, com as pedras, com os outros, digo para mim mesmo:

– Posso aplicar à água tudo aquilo que penso do sol; e mais, posso aplicar a cada pessoa tudo aquilo que também atribuo ao sol e à água. Na realidade, somos seres holográficos. Cada um de nós é uma miniatura do universo. Olhar para um é descobrir o outro. Retornamos mais leves do rio.

A água tem o poder de purificar; o fogo, de aquecer; o ar, de oxigenar; a terra, de fecundar. Esses quatros elementos, entretanto, agem sempre em dinâmica interdependência. O envolvimento amoroso e silencioso desses elementos cria o masculino e o feminino, os quais, num casamento misterioso, presenteiam-nos com a mais divina das criações: o cosmos, nossa habitação maior.

Após um delicioso suco de mangaba, colhidas de um pé ali nos fundos da casa grande, acompanhado de pão de queijo, feito na hora, dispusemo-nos a mais uma rodada, pensando agora no comum e último ponto teórico que embasa nossa visão de pessoa: o holismo, sobre o qual já começara a matutar dentro de mim.

A tarde começa a cair. O horizonte se enfeita das mais variadas cores, como uma escola de samba desfilando na Marquês de Sapucaí, para este público privilegiado e agradecido.

– Não é novidade – iniciou Rosa – a tentativa do homem de ver o universo como uma grande totalidade. Não apenas um universo de partes diferenciadas de um sistema maior, mas um universo de partes em íntima e total interdependência.

Dentro e fora, corpo e mente, parte e todo, figura e fundo, indivíduo e meio, enfim, a apologia do atomismo, não só deixam de ser distinções teóricas, mas deixam de ser também apropriadas para significar e explicar a realidade. Acontece, agora, uma ruptura epistemológica no modo de conceber a realidade: é a totalidade que explica a parte, seja essa parte o sol, um dinossauro, um homem ou uma ameba. Na realidade, devíamos passar do "dentro e fora", de "parte e todo", da "figura e fundo", para uma visão relacional desses conceitos, como expressão–resultado de contatos e não de um contato, e assim teríamos "dentro–fora", "parte–todo", "figura–fundo".

– O inter e o intra – continua Otávio – deixam de ser apenas um modo de se relacionar no universo e com o universo e passam a ser o modo como tudo se relaciona no universo. O universo se transforma em humano.

A discussão ganha corpo, embora o adiantado da hora e nosso cansaço interfiram no movimento.

– Supunha-se – diz Rafaela, num tom um tanto conclusivo – que a totalidade de uma ameba era mais simplesmente explicável que a totalidade de uma mulher, por exemplo. Que engano! Não é o número maior ou menor de partes contidas por um ser que o faz simples ou complexo, mas sim sua relação com a vida, isto é, o nascer, o evoluir e o manter-se vivo. Um objeto ou um ser não são simples ou complexos em si mesmos e por si mesmos, é sua relação com o mundo que o caracteriza como simples ou complexo. E, nesse sentido, um ser simples pode conter um grau de complexidade muitíssimo maior do que um ser, aparente e sistemicamente, complexo.

– Estás falando – intervém Rosa – de formas de auto-realização, que é a razão pela qual o organismo existe. Auto-regular-se é um processo no qual a tendência criativa do organismo se realiza, utilizando o que estiver à sua disposição – roupa ou nudez, por exemplo. É um princípio unificador, um princípio renovador de suas estruturas originais.

– A única coisa de que realmente precisamos é viver – sentencia Marcelo. – É para isso que nascemos e para tanto inventamos mil formas de eco-auto-realização. Os motivos que movem as pessoas dependem, de um lado, de suas potencialidades, de suas necessidades, de seu desejo; e, de outro, das exigências de uma cultura que pretende determinar o jeito de estar, crescer e de viver das pessoas. Conhecer esses movimentos significa conhecer a pessoa.

Paula, num tom de voz mais pausado e lento, avalia:

– Enfim, estamos discutindo um velho e importante conceito, Figura e Fundo, que exemplifica o caminhar constante do homem entre o ser e o não ser, na procura de sua auto-realização. Isso significa, em última análise, que sempre escolhemos a nós mesmos, inclusive quando escolhemos o outro. Funcionamos ora como partícula, numa visão linear, controlável, ora como onda, quando não conhecemos a natureza da tarefa; em ambos os casos, porém, sem jamais perder a lei máxima de que, como seres de relação, estamos inexoravelmente imersos no ambiente que nos circunda. Viver é relacionar-se, e relacionar-se plenamente é viver plenamente com o outro.

Após um momento de reflexivo silêncio, Otávio determina:

– É hora de parar, até porque, enquanto falamos, vamos acrescentando ou mudando o conceito de pessoa por singulares acréscimos conceituais, não pensados antes.

– É verdade – digo e continuo –, estou superfeliz com esta jornada de meditação ecológica, de inclusão na natureza, embora muito cansativa. Somos um grupo maravilhoso e não me resta senão agradecer por ter podido passar com vocês momentos tão ricos. É um privilégio para a abordagem gestáltica ter vocês tão por perto.

Tomamos um delicioso chá de capim-santo e vamos para a varanda apreciar, mais um pouco, o céu infinitamente pontilhado de estrelas. Aconchegamo-nos, mais uma vez, à suavidade do vento e à beleza do luar. Falamos de generalidades, e o grupo, pouco a pouco, começa a se recolher.

Após alguns momentos, o silêncio é total. A casa grande da fazenda dorme profundamente. Eu também tenho sono. Vou dormir.

Boa noite.

~ 8 ~
O grupo

São sete horas da noite. Sentado em minha cadeira, espero, como sempre, com uma ligeira ansiedade, a chegada do primeiro cliente.

Já se vão 35 anos desde que conclui meu doutorado sobre "grupos" e, mesmo assim, nunca estou completamente despreocupado, porque nada no grupo desta semana será semelhante ao grupo da semana passada. Essa impermanência grupal é, com certeza, sua maior força de renovação.

Os três homens e cinco mulheres desse meu grupo, que já dura algum tempo, são pessoas esclarecidas e inteligentes. As pessoas mudam, entram os novos, saem os antigos, e o grupo, ainda que mudando de cara, continua o mesmo.

Há uma seqüência existencial que permite ao grupo se renovar, sem perder sua energia de transformação. Aquela força, que Smuts chama de *"holos"* (todo), é o instinto grupal de sempre se transformar em grupo, de tal modo que cada membro do grupo, conservando sua identidade singular, faz uma conexão que supera as individualidades, convivendo criativamente com um complexo processo de contato que chamo de coesão grupal.

Meu ambiente de trabalho é bastante grande e os clientes têm total liberdade de se locomover de acordo com suas necessidades: é uma água, é a geladeira, que, quase sempre, responde à fome de quem não pode fazer um lanche, são umas balas ou um chocolate que "estão por ali" na copa.

Penso o grupo como uma família "em crise", e a abertura grupal começa, exatamente, por um ambiente descontraído. São dez cadeiras. Trabalho com uma colega mulher. O casal terapeuta é uma excelente opção de trabalho, permitindo a um dos terapeutas uma maior flexibilidade com relação a horário, freqüência, mas sobretudo facilita a presença do masculino e feminino nos processos de escolha entre um e outro terapeuta e entre os membros do grupo.

Quatro quadros figuram nas paredes. De um lado, dois quadros de pinturas primitivas que comprei em Altamira, Espanha, e representam belíssimas cenas, desenhadas há aproximadamente 45 mil anos após a era glacial. São pinturas de bisontes e animais primitivos nas paredes de uma gruta. Do outro lado, um dos quadros apresenta rostos indefinidos, e o que chama a atenção são os olhos. Como se aquelas pessoas tivessem olhos somente para nos ver e interrogar. O outro quadro traz dois jovens em duas pedras no meio de um rio, olhando um para o outro, como se entre eles tivesse acontecido alguma coisa e agora estivessem repensando. Observando bem, percebe-se que ambos estão nus e em estado de reflexão. Alguns dizem que são duas mulheres; outros, que um é homem e uma mulher.

Esses quadros aparentemente passam despercebidos aos olhos dos clientes. Completam a sala uma pequena biblioteca especializada em Gestalt-terapia e uma mesinha de centro com um vaso de flores.

O grupo não tem uma maneira de começar. Começa começando, basta que a primeira pessoa entre na sala e dê início a qualquer assunto – embora, às vezes, o assunto possa ser algo já falado, nunca a condução do tema é idêntica.

A grande riqueza do grupo está em descrever situações de tal modo que cada cliente possa "ver" o assunto e participar dele como se fora algo dele, pessoal.

Eventualmente, o grupo mantém um tema por algumas sessões, sobretudo temas tabus, em que, conquanto a questão do sigilo pese inconscientemente, os membros passem do medo ao desejo de se arriscar – e, mesmo assim, querem ver o tema discutido.

Alguns temas maiores quase sempre retornam, porque, concomitantemente, temas menores, encaixados no bojo dos maiores, são tratados por tabela, além de ser um jeito de o grupo falar sem se aprofundar.

Todo grupo é uma miniatura do que ocorre no mundo. Um grupo de pessoas com seus problemas de cotidianidade e rotina, mas que, às vezes, entram casa adentro com temas existencialmente pesados e que o grupo não teme discutir.

Em um rápido retrato, podemos apresentar o grupo assim. Paulo, 45 anos, casado, advogado, tipo obsessivo e muito religioso; André, 23 anos, solteiro, cursa Psicologia, muito tímido, tipo que as pessoas costumam admirar e que tem como *hobby* o montanhismo; Tiago, 60 anos, aposentado, separado depois de 35 anos de casado, quer "aproveitar" melhor a vida; Joana, 25 anos, bióloga, solteira, muito responsável; Celina, 35 anos, casada, jornalista, envolvida com movimento de mulheres e grupos ditos esotéricos e que afirma ser de origem cigana; Ângela, 40 anos, separada e profundamente sofrida com a separação; Tereza, 50 anos, casada, funcionária pública, muito atenta e zelosamente correta; e Ana, 30 anos, arquiteta, corajosa, sem preconceitos e muito sabedora de si mesma.

Trata-se de um grupo já bastante caminhado e que dá tudo por uma boa discussão de temas vivos e polêmicos que, naturalmente, envolvem a realidade de cada um, mas que também refletem tendências da sociedade moderna.

Às vezes, a sutileza da terapia de grupo está em parecer que seus membros "não têm nada", talvez alguns problemas de relacionamento, facilmente administráveis. Existe, entretanto, um mecanismo grupal chamado "aprendizagem vicária", cuja natureza é permitir ao cliente apreender e aprender emocionalmente por intermédio do outro. Como a pessoa não está diretamente envolvida no problema que o colega relata e vive, ela depõe suas armas de defesa, abre a guarda e se predispõe para sentir silenciosamente, até com muita dor, o que seu colega relata e vive. Trata-se de mecanismo sutil e extremamente útil para produzir mudanças, especialmente naqueles que não falam, mas escutam com todo o seu ser.

O grupo ainda repassava a sessão anterior, retomando temas inacabados, quando Ana entra com um quadro, um belo pôster, estilo clássico, de dois jovens fazendo amor, embora a cena não fosse clara. Era uma pintura impressionista, contudo se via a idéia do quadro. Coloca o quadro em um canto da sala, como quem não quisesse nada, mas, ao mesmo tempo, numa sutil provocação aos presentes.

O grupo, após talvez umas vinte horas de terapia, forma o que chamamos de matriz grupal, uma espécie de consciência grupal, de atmosfera de grupo. É como a memória de um computador que, ao acontecer qualquer coisa, dispara sua matriz responsável pelos novos processos grupais, na tentativa de reajustar o novo dado, e tudo começa a funcionar diferentemente.

O grupo suspende a avaliação, olha para o quadro e para Ana, como que a pedir uma explicação daquela insólita cena; e ela, em seu jeito meio atrevido, faz de conta que não tem nada a explicar – quem quiser que pergunte. Ana é daquelas pessoas que sabem que, ao dar entrevista sem ser perguntada, está perdendo poder.

Diante da "recusa" de Ana, o grupo, aparentemente, muda de canal e fica em silêncio, como a forçar uma explicação do "para quê" daquele quadro ali.

– De que mesmo vocês estavam falando antes de minha chegada – pergunta Ana, com a maior naturalidade.

Ana desqualifica o silêncio do grupo, ciente de que quem pensou em perguntar e não perguntou não pensou.

– Tenho a impressão – digo – de que o grupo interrompeu sua fala na esperança de que Ana falasse alguma coisa. Estou certo?

– Sabem – continua Ana, despreocupada – que encontrei naquela mesma loja, perto da entrada daqui, esta frase, esculpida num pedaço de madeira: "Procura teus sentimentos e encontrarás tua verdade. Procura a razão e encontras a ti mesmo". Que acham desse pensamento?

Estava claro para o grupo que ela manipulava a situação, mas Ana era uma transgressora, e para ela cada um que cuidasse de si. Nada de salvamentos técnicos.

– A questão é a porra deste quadro, desta imoralidade, e o que isto veio fazer aqui – disse Paulo.

– Eu não perguntei sobre o quadro, perguntei sobre a frase – responde Ana, calmamente.

Ana e Paulo acabavam de dividir o grupo. Acredito que alguns concordavam com Paulo, mas não com a forma de sua pergunta; afinal, mais do que "o quê", é o "como" que divide as pessoas. Paulo não teria, pensei, a resposta do grupo, que ainda matutava a questão do "porquê" ou do "para quê" Ana trouxera aquele quadro até ali.

– A pergunta de Paulo – sugiro – talvez represente o que está na cabeça de alguns de vocês. Ana, entretanto, coloca também uma pergunta pertinente sobre a frase que trouxe para nossa reflexão, e agora eu pergunto: o que vocês querem fazer, Ana ou Paulo ou....?

– Acredito que estamos tentando falar do que é real – retoma Celina –, mas a realidade para mim é sempre "um como se", porque jamais apreendemos a totalidade das coisas. A essência é inatingível. Vivemos, somos e nos movemos na periferia da realidade e das coisas. Tudo, é claro, tem mais de uma resposta. É uma ilusão perguntar esperando que a resposta ouvida seja a verdade do outro. Na verdade, nem o "porra" do Paulo nem o "faz de conta da Ana" é tudo o que está acontecendo aqui.

Costumo dizer que o grupo é o lugar do bom senso e Celina acabava de demonstrar isso de uma maneira magistral. Essa é a função do "cliente co-terapeuta": dizer o que o terapeuta gostaria de dizer e não pode, ao menos naquele momento.

– Quando subo uma montanha – começa André, em seu jeito meio reflexivo –, nunca tenho a totalidade da montanha. Vou por partes. Observo atentamente cada detalhe. É no detalhe que se encontra minha segurança. É o detalhe que me leva à totalidade da montanha. De longe, a montanha é sempre "como se". Quando a experiencio, passo a passo, confronto-me com ela exatamente como ela é. É a experiência das partes que me dá a totalidade das coisas que observo e vivo. Paulo diz: "a porra deste quadro", e Ana pergunta pelo sentido da frase. Na realidade, não são duas coisas, porém uma só. Pessoalmente, prefiro o jeito da Ana. É claro que podemos protestar contra Ana ou seu quadro, mas creio que estamos aqui para sentir e pensar. Acho que o grupo é o lugar da máxima liberdade e estamos todos aqui para colocarmos os pingos nos is, se achamos que é isso que temos de fazer.

– O mundo dos sentimentos, minha cara – retoma Paulo, olhando paternalmente para Ana –, é o mundo do subjetivo, da fantasia, do sonho. Não parece, mas está sempre sob julgamento. Ele é inacessível. Eu construo hipóteses de como as pessoas funcionam. Falo do bem e do mal, do certo e do errado, do saudável e da doença. Isso soa como uma poesia; no entanto, infelizmente, não posso funcionar a partir de uma concepção poética da realidade. A lógica passa pela relação causa-efeito. Observo fatos e não as emoções que os dominam. A lei e a moral olham os fatos, do contrário fica impossível a imparcialidade. Sentimentos e emoções escondem e revelam a verdade dos fatos. Os fatos são bons ou maus independentemente das emoções que os acompanham. Do contrário, todo mundo teria razão em tudo. As emoções são como a neblina: linda, mas esconde a estrada. Eu disse "essa porra deste quadro", porém o fato aqui são meus sentimentos, e não tanto este quadro. Este quadro aqui vem nos mostrar, mais uma vez, o jeito autoritário da Ana funcionar.

Essa é uma das belezas do grupo. Paulo é um advogado e, quando entra para a sala de grupo, traz consigo todo seu universo de significações. Dificilmente, uma doença mexe, de verdade, com o ser da pessoa, ela mexe mais com o existir dela. Por isso, a questão não é ser ou não ser, mas querer ou não querer.

– Paulo, e você, v-o-c-ê pode nos dizer, além do "porra", o que este quadro é para você?

– O conceito bom e mau – Ana toma a palavra – depende das relações que as pessoas estabelecem entre elas e o mundo, e de como as pessoas entendem satisfazer suas necessidades imediatas. Matar, roubar, por exemplo, não são um mal em si, podem até ser ações adequadas, se feitas em legítima defesa ou para matar a fome. A maldade e a bondade estão em íntima relação com os efeitos que possam produzir. É o rompimento da harmonia entre pessoa e mundo que determina o início de um processo de violência que vai aumentando na medida em que essa harmonia diminui. Tudo no mundo é relacional, você vê o mal onde você quiser encontrá-lo, inclusive neste quadro.

– Estamos diante de duas posições opostas – comento. – Paulo fala de moral objetiva e Ana fala de significados, de subjetividade. Como é isso para vocês na vida prática, como vocês lidam com a realidade. Estou falando em tendências. Alguns de vocês talvez estejam mais para Paulo, e outros mais para Ana. Como é isso?

– Muitas vezes – diz André –, minhas emoções me indicam o caminho a seguir. Quase sempre, quando me sinto vazio, sem nenhuma emoção, sei que posso estar correndo perigo, porque ou não estou prestando atenção no que estou fazendo ou alguns detalhes me estão escapando, pois estou totalmente imerso na realidade imediata. São minhas emoções que me dizem o que fazer no momento de dúvida. Meu corpo me sinaliza o caminho a seguir. Dependendo de minhas emoções, sei se o que vou fazer é bom ou ruim para mim. Minhas emoções são minha bússola, um caminho seguro ao encontro de minha verdade, e, de algum modo, levam-me ao interior do outro.

Ana e André trazem algumas ponderações para nossa reflexão. Ana fala do sentido das coisas para as pessoas e que é desse sentido que nascem as decisões, e André lembra a importância de termos toda a realidade diante de nós a fim de podermos decidir. André nos remete ainda à questão dos sentidos ou dos sentimentos como uma fonte segura de informações, e acredito que o critério dele nos remete muito para o aqui e agora da situação.

– Mas... voltemos aos fatos...

O "mas" do Paulo era um "mas" carregado. Convencera-se de que estava certo e queria passar isso para o grupo de qualquer modo.

– Este quadro, a que serve? Arte? Não creio. É uma pintura medíocre. Talvez até um chamarisco para pessoas frustradas com a própria sexualidade – provoca Paulo, querendo levar o grupo das reflexões filosóficas para a questão imediata do quadro.

O grupo percebe a provocação. Alguns simplesmente escutam, mesmo se sentindo atingidos; outros compram a briga imediatamente. É o caso de Tiago. A briga estava aceita, mas, como um bom introjetor, ele saltava na arena e logo em seguida não sabia de devia continuar ou não.

– Os fatos se constroem, Paulo, não existem fatos em si. A realidade e, sobretudo, a verdade são múltiplas, para cada fato existem muitas verdades e muito mais certezas ainda – diz, um tanto formalmente.

E se recosta, suavemente, na cadeira, como a dizer: "Deixem isso comigo".

– Olhem, para mim, com certeza esta é uma obra de arte – continua Tiago. – Uma obra de arte é como a visão do nascer do sol do alto de uma montanha. Para uns, é uma banalidade; para outros, uma questão geográfica; para outros, ainda, um momento de inspiração. A realidade de fora começa dentro de nós. Nossa visão de mundo é uma resposta que nasce em nosso mundo interior. Se somos simples, o mundo se transforma no lugar da inocência, se somos maliciosos, o mundo se transforma no lugar do pecado, da malícia e da guerra, e parece que é essa sua posição, Paulo.

– Parece-me muito simples – devolve Paulo, secamente, usando a palavra simples num duplo sentido. – A realidade não é um estado, uma abstração, ela existe para ser descoberta, vista tal qual é. Não é isso que dizemos aqui? Temos de descobri-la como tal e não senti-la. Isto aí – diz com certo desprezo, olhando para o quadro – é ou não é uma cena de sexo, por sinal das mais baratas.

E olha para Ana, querendo dizer que também o pôster era de segunda categoria.

– Escuta aqui, Paulo, você trepa ou não trepa? – indaga Tiago.

– Não, Tiago, eu não trepo. Eu faço amor, trepar é coisa de bicho.

– Mas queira ou não queira você, esta é uma cena de amor, este quadro é uma cena de amor...

– De sexo barato – retruca Paulo.

– De sexo e amor – rebate André, querendo equilibrar a situação.

– Vês – intervém Ana –, a mesma cena e três opiniões diferentes. Esta é uma cena de amor, e cenas como estas lembram às pessoas que o amor existe, e incitam as pessoas a repetir esse gesto com a mesma beleza e ternura. Sabe, Paulo, não sei se sua bronca é com o pôster, se é com a questão de se fazer sexo ou se é alguma coisa comigo. Afinal, qual é a sua? Moralismo! Olhar com naturalidade cenas como estas nos faz pensar que sexo é limpo e a não termos vergonha de admirar e de fazer aquilo que é fonte de vida. Amor é sinônimo de beleza, ou você não sabe disso?

– Ana, eu faço, sim, uma puta distinção entre sexo e amor. Começo por dizer que sexo é uma coisa do fazer e de ação e que amor é uma emoção – um sentimento, se você achar melhor. E você faz essa distinção.

– Bem – interrompo –, estamos falando de um tema muito difícil, pois acredito que todos nós já tivemos problemas seja com o amor seja com o sexo. De outro lado, é muito difícil deixar nossas histórias e nossas emoções a fim de pensar um tema como este. É bom deixar claro que o passado jamais é devedor do presente, vejamos então o que este tema tem a ver conosco e não com nossas idéias.

– Não sei onde queres chegar – diz Ângela, antes que Ana ou Paulo possam responder. – Sou PhD nessa história e também não sei o que tens na cabeça. Penei horrores com meu marido por causa dessa distinção. Depois de tudo que passei, aprendi na pele que é muito importante fazer essa distinção, sobretudo para entender um pouco mais os homens. Entendi que amor e sexo são distintos, por natureza, e que um não é função do outro. O amor é de natureza diversa do sexo. Tu podes amar uma pessoa, homem, mulher, uma criança, sem que o sexo ou a sexualidade interfiram em teu amor. Sexo e amor, no entanto, se casam perfeitamente, como a alma e o corpo. É até possível que o sexo decorra do amor e que o amor decorra do sexo. Às vezes, um vem primeiro, às vezes, o outro, mas sempre sentimos quando ambos estão juntos.

– A distinção fundamental – participa Ana – é que o amor supõe e exige entrega, confluência de totalidades, uma doação de si mesmo sem reserva, sem esperar retribuição, é uma troca mágica de almas e corpos, em que as energias se fundem e se confundem. O amor, de algum modo, supõe continuidade, torna-se atemporal. Contudo, existem também outras formas de amor das mais sublimes, como o amor de complacência, que é uma forma de deleite, enlevo, troca, entrega, contato pleno com a pessoa amada. Nesse caso, o amor é um encantamento suave e forte que mantém as pessoas ligadas e lhes faz o coração aquecer quando estão juntas. Poucos entendem essa forma de amor, pois não está necessariamente associada à genitalidade, embora contenha um componente sexual e erótico de grande energia. Esse amor pode explicar as grandes amizades entre um homem e uma mulher. Poucas pessoas o entendem, porque ele é um dom da vida, é um estado de espírito, um jeito de estar no mundo.

– É interessante notar que as falas de Ana e Ângela convergem – observo. – Duas falas que tentam resgatar o amor, independentemente de estar ligado a sexo ou não. Percebo que muitos homens não entendem essa distinção. Que acham? – pergunto, olhando para Tiago, o mais velho do grupo e que sempre diz que, de agora em diante, quer aproveitar um pouco mais da vida. Observo que Paulo está defensivamente quieto.

– Para mim, fazer sexo é praticamente a mesma coisa que fazer amor – responde Tiago. – Fazer sexo não dispensa ternura, troca, cuidado pelo outro, entrega total, ainda que momentaneamente. Quando faltam esses ingredientes, não estamos fazendo nem sexo nem amor, estamos nos violentando um ao outro. Fazer sexo é um suave comércio, em que não se vende nada, mas se troca tudo, carinho, ternura, afeto, a maciez dos corpos, o suor gostoso da vibração corporal de cada um, no qual ambos sabem que a eternidade daquele momento é apenas o aqui e agora de ambos. Poderá até haver um depois...

– Tiago, acredito que você é um homem especial, e é muito bom ouvi-lo falar assim. Tua fala resgata a sexualidade do sexo banal que muitos homens vivem, especialmente no negócio do sexo comprado, prostituído. O fato de fazer sexo e não amor não resgata a responsabilidade dos usadores do sexo, nem dispensa um gesto de humanidade para aqueles ou aquelas que, não tendo como trabalhar, trabalham seu corpo numa oferta humilhante da própria reserva e individualidade.

– Sabe, Ana – nota Joana –, acredito que mudamos ligeiramente o tema e não sei o que Paulo está pensando de tudo isso. De repente, parece que falar de amor e fazer amor são a mesma coisa, e não são. Eu não falo de "fazer" amor, e sim do amor como um movimento interior, expressão máxima do encontro entre duas ou mais pessoas, mas concordo contigo que "fazer amor", se se pode dizer assim, é muito diferente de "fazer sexo" de maneira responsável.

Tereza, que estava calada – aliás ela fala pouco mesmo –, resolve se manifestar, sem se referir especificamente a ninguém:

– Parece ser um consenso, mas não é. Estamos falando como se o uso do corpo pelo outro fosse uma coisa simples, banal, mas não é. Meu corpo é meu e eu escolho muito bem quem vai tocá-lo, quem vai me tocar ou quem merece um relacionamento mais íntimo comigo.

Havia um certo tom de desafio, ou talvez desprezo, na voz de Tereza. – E é – intervém Celina, em seu jeito de líder. – Nós complicamos muito as coisas! O sexo, que deveria ser um dos grandes prazeres de todos e para todos, tornou-se o tabu, o proibido, o escondido por excelência. Concordo contigo que sexo é diferente do amor. O amor supõe conquista, diálogo e, sobretudo, tempo. O sexo, ao contrário, é o natural. Nasce do encantamento, do desejo, do charme, do toque da pele e até de um simples encontro, da curiosidade. É como a água que brota da terra. É uma resposta natural do organismo. Basta que haja um verdadeiro encontro entre um homem e uma mulher, para que o macho e a fêmea que existem em cada um de nós comecem a funcionar movidos pela energia da sexualidade, que é vida querendo troca, querendo completar-se. Sexo é uma energia de vida e a genitalidade surge como expressão desse processo, podendo ou não estar desconectada com a realidade do outro. A genitalidade é boa em si mesma, como força pessoal de vida, mas se torna danosa quando usada indiscriminadamente. Não a estou incentivando como troca entre duas pessoas, porém estou resguardando a sexualidade das incursões, às vezes, irresponsáveis da genitalidade. As pessoas, com freqüência, confundem sexo com genitalidade.

Celina traz um terceiro elemento para nossa reflexão: amor, sexo e genitalidade. Entendo que, de certo modo, estamos no mesmo campo, sendo difícil dizer onde começa um e termina o outro. Trata-se de modos como cada um entende a experiência amorosa.

– Como é isso para vocês? – pergunto.

Joana, a bióloga, pega o gancho e comenta.

– Gosto da tua definição. Distingues entre fazer amor, fazer sexo e agir por pura genitalidade. Faz sentido. Quando se faz amor, ali certamente está presente o sexo e a genitalidade. Quando se faz sexo, a genitalidade está presente, o amor pode ou não estar presente. Na genitalidade apenas não está presente nem o amor nem a sexualidade, porque a genitalidade é, simplesmente, uma descarga instintiva do organismo no outro e com o outro. Fazer sexo supõe um encontro real entre duas pessoas, embora, às vezes, não estejam motivados pelo movimento do amor e sim pelo carinho e pela amizade, que até podem ser elementos do amor.

– Fazer sexo – retoma Celina – é tão sadio quanto fazer amor, desde que os parceiros estejam conscientes, saibam e aceitem que aquilo é apenas uma troca de um momento de celebração da vida no prazer do encontro.

– Estou aqui pensando que os três homens do grupo estão calados e me pergunto se está acontecendo alguma coisa. Concordam, discordam ou isso é mais "coisa de mulheres"? – indago novamente.

– Não se pode dizer que a diferença entre "fazer sexo" e "fazer amor" seja apenas uma questão de intencionalidade. A intencionalidade cria, gera a ação, mas ação não gera, necessariamente, intencionalidade. O sentido das coisas não reside nelas, e sim na relação entre o sujeito e o objeto – responde imediatamente André.

De vez em quando aparecia o veio filosófico de André. Era quando ele estava pensando.

– André – pergunto –, o que mesmo você quer dizer com essas afirmações? Vamos trocar isso em miúdos, que está meio difícil de entender.

Paulo, como bom advogado, não espera André. Esse assunto era dele, e ele parecia entalado com essas minúcias.

– A distinção feita não procede. Distinguir não cria a verdade e, às vezes, nada esclarece. É um artifício filosófico. Pode, ao contrário, gerar confusão teórica e prática. O que é moral, certo ou errado, não depende apenas da concordância entre duas pessoas. Isso geraria um relativismo moral extremamente perigoso. O certo ou o errado decorrem da relação que esse encontro cria com a realidade. A realidade, a moral, o bem são maiores que os acordos entre duas mentalidades ou duas pessoas. Ela os ratifica ou não. As conseqüências de tais acordos podem ser extremamente danosas. Onde fica a moral familiar, os filhos que nascerão desses encontros casuais e carnais e até as conseqüências na economia de um país pelo aumento descontrolado da natalidade ou de possíveis doenças? Onde vão terminar a moralidade pública, os valores sociais e religiosos do povo? Trata-se de uma mera e pobre visão burguesa da moral. Como ficam a banalização do corpo e o relativismo do amor e da virtude? Essa distinção quebra a ordem estabelecida pela cultura que reflete a vontade e o costume do povo ao longo do tempo.

– Na verdade, meu caro dr. Paulo – diz Joana –, a questão não é apenas essa. Desde sempre, as pessoas fizeram amor, fizeram sexo e agiram por pura genitalidade. Isso é também a cultura vigente. Nem os valores do Estado nem os das religiões foram suficientes para quebrar essa cultura da vivência silenciosa e clandestina da sexualidade. Foi sempre assim, não obstante a cultura proibitiva, especialmente das religiões. Existe, nessa área, uma grande hipocrisia entre a teoria e a prática. As razões pelas quais não se pode fazer amor ou sexo fora do casamento ou de uma relação estável são outras. Existem, além de algumas razões muito válidas apresentadas por ti, outras filosóficas, morais, como a concepção maniqueísta de que a carne e o corpo são maus, da mesma forma que tudo aquilo que deles decorre, como o prazer pelo prazer; ao passo que só o espírito é bom e tudo que dele decorre. Isso são filosofias que as religiões ensinam.

A agitação entre as mulheres era clara. O tema era provocante, a posição masculina estava sendo lida como machismo e as mulheres não queriam deixar por menos.

– O desmentido secular dessas teorias – intervém Celina, um tanto emocionada – está na prática da transgressão cotidiana da sexualidade por um número incalculável de pessoas – talvez até mais de 50% da população seja transgressora. Pesquisa recente, na Inglaterra, por exemplo, indica que 62% das mulheres casadas estiveram com parceiros diferentes de seus maridos ao menos uma vez na vida. As razões apenas religiosas não conseguiram convencer as pessoas, porque elas sabem que a vivência e a prática da sexualidade é boa e saudável. Abusos existem e muitos, mas os abusos não eliminam a realidade de que a vivência consciente da sexualidade é também um componente humano, cuja prática, certamente, merece uma maior atenção das escolas, das faculdades e, sobretudo, das religiões.

– Na realidade, não estás defendendo a liberdade da sexualidade, mas o sexo livre, o famoso amor livre e irresponsável – insiste Paulo.

– Sim, se queres chamar assim – confirma Ângela, timidamente, que vinha de sua separação desastrosa e sofrida. – Penso que Celina está defendendo a liberdade do amor onde e como quer que ocorra. As religiões afirmam que é o amor que justifica a relação sexual no casamento. Que me dizes, entretanto, da prática do amor ou do sexo, quando os casais não se amam mais e até se odeiam? Como foi o meu caso. Essa sim é a traição no casamento acobertada pela lei, é a prostituição, dentro de casa, legalizada. Ninguém proíbe o casal que não se ama mais, que não se respeita mais, da prática da sexualidade, porque amparada pela lei e pela prática do casamento. Essa é a hipocrisia dos que defendem o amor ou o sexo somente no casamento.

– Mas um erro não justifica o outro – retruca Paulo, com convicção.

– Paulo, o corpo é a única coisa que realmente possuímos – intervém Joana, tentando ajustar as falas. – Tudo mais nos é emprestado pela vida. Tu és senhor de teu corpo e fazes com ele o que te parece correto, adequado e responsável. Amor e sexo devem ser opções de pessoas maduras e responsáveis. E é nesse contexto de que falamos e isso deve ficar bem claro, pois o contrário seria anarquia irresponsável. Esse é o critério.

– O grupo está inteiro na discussão – interrompo, na esperança de que a fala seja, de fato, absorvida pelas pessoas. – Quero lembrar a importância de que cada um esteja falando de si, de sua experiência no mundo, não importa qual seja. Embora essas possam ser teorias, e isso pode ser bom, é importante que sejam nossas teorias e não a dos outros. A questão é: como é para mim viver, na prática, isso que estou defendendo.

– E o juramento de fidelidade? – continua Paulo, quase me interrompendo, tentando colocar sexo e amor também na perspectiva do casamento.

– Juramento de fidelidade é uma coisa, posse e exclusividade são outra – distingue Celina. Nenhum juramento ou compromisso dá a propriedade exclusiva e para sempre da pessoa do outro ou de seu corpo a quem quer que seja. Tu fazes dele e com ele o que te parece, desde que não ofendas a ti e ao outro. Esta, sim, é a lei natural das coisas. É o "amarás a teu próximo como amas a ti". Nós, mulheres, Paulo, não estamos falando de casamento apenas, estamos falando da vida mesma, assim como ela acontece, da relação de reciprocidade madura que deveria existir entre homens e mulheres – completa.

– Bem – interrompo, novamente –, Celina acaba de colocar uma distinção delicada entre o que se chama de fidelidade e exclusividade no casamento. Acredito que essa distinção não deve passar batida, pois ela pode trazer conseqüências reais para a vida das pessoas, uma vez que essa distinção não é usual.

– Ninguém poder ser o próprio e exclusivo parâmetro do que é certo e do que é errado – intervém Tiago. Estás falando de um egotismo sem limites que induz a um verdadeiro anarquismo moral. Ninguém é obrigado a jurar nada, mas, se o faz, o mínimo que se espera é que essa posição só seja alterada de comum acordo e dentro de um contexto humano e social bem delimitados, conclui, um tanto timidamente.

Tiago tem afirmado que, daqui para a frente, quer viver mais livremente, aproveitar melhor "as horas extras" de que sabe ainda dispor; todavia, como muitas pessoas, ele, interiormente, ainda não se sente livre para ser livre. Mas... como se diz: o caminho se faz caminhando.

– Na realidade – comenta Ângela –, a cultura do sexo ou da sexualidade foi secularmente construída pelo homem. O homem sabe que a força da sexualidade é imensa, transformadora. Sexo e poder são eternos companheiros. Secularmente, o homem criou a cultura da virgindade, da castidade, da inocência para controlar a mulher e impedir seu acesso aos bens da sexualidade. O homem sabe que a mulher não é o sexo frágil, por isso, cultural e universalmente, forjou leis que a impedissem da vivência livre da sexualidade. A mulher está, finalmente, acordando desse pesadelo e se tornando dona de seu corpo. Isso põe em pânico muitos homens, que sentem estar perdendo a segurança de serem donos do corpo da mulher. Estamos saindo da era do privilegiamento da alma e entrando na era do corpo. Este é um novo sinal dos tempos. É importante encarar esses sinais com coragem, clareza, e não com medo. Viver a sexualidade, responsável e prazerosamente, é o um dom da natureza e do Criador, que fez homem e mulher um para o outro e ambos à sua imagem e semelhança. Tudo o que ocorre entre homem e mulher, responsavelmente, é bom.

Como é difícil a simples vivência do amor. O amor é superior à lei. O amor liberta. A lei mata. A lei veio por causa do erro, da maldade. O amor é a mais pura essência do ser humano. Deus é amor. Tudo, sexo inclusive, quando feito em nome do amor, é puro, é sagrado. Como teria sido o mundo se, em vez do poder, do controle da sexualidade pelos homens, houvesse caminhado dominado pelo amor, pela igualdade e pelo respeito entre homens e mulheres!? – penso, mas não divido com o grupo, por tratar-se de uma reflexão muito pessoal.

– O homem sabe que a mulher é superior a ele – sentencia Joana. – Existe uma inveja arquetípica do homem com relação à mulher. Ela o gera, o precede e ele precisa dela para nascer. Ele não perdoa à mulher ser superior a ele. A natureza lhe concedeu ser superior à mulher na força física, o que, para a maioria, é muito pouco. Como não pode se vingar da mãe, passa a odiar, inconscientemente, a mulher. Usa, então, o sexo e a força física para puni-la por sua superioridade. Respondam-me: existiriam outras explicações para justificar esse controle infernal que, milenarmente, vocês, homens, exerceram sobre a mulher? Por que eternamente o homem persegue a mulher? A mulher foi sempre proibida, cerceada. Era "coisa" (*res domini*) no Direito Romano; em alguns países árabes, cortam seu clitóris para não sentir prazer; em determinadas nações orientais, enfaixam seus pés para que não cresçam. Tudo para satisfação e prazer masculinos.

Comento que as mulheres estão conduzindo o tema com toda força e coragem e que sinto um certo desafio, uma mágoa e até um certo confronto. Talvez estejam querendo deixar claro que para elas são novos tempos e que não podem mais deixar de falar sobre o que lhes foi proibido viver secularmente.

– Na verdade – coloca-se Tereza, em seu jeito meio executivo de falar –, a famosa superioridade masculina é um equívoco, uma ilusão. Os homens sabem e, intuitivamente, sentem isso. Existe, sim, uma representação, uma construção da superioridade masculina, que envolve poder, controle, especialmente por meio da força física. A mulher não passou por esse processo. Ela precede ao filho, mulher ou homem, não importa. É natural à mulher ser primeira que o homem. Ela não precisa provar que é superior ao homem. O homem, o macho, é criação da mulher, a fêmea. É essa superioridade natural que provoca, no homem, a necessidade de ser superior à mulher pela força. Por isso, é uma superioridade artificial, imposta, construída. É natural à mulher ser superior ao homem na origem das coisas e do tempo, e isso não é uma construção.

– Olha, estou surpreso como vocês parecem realmente assustadas, como se quisessem tirar o pai da forca – observa André. Ninguém aqui está discordando de nada, vocês estão brigando consigo mesmas, parece que estão chamando a gente para uma briga que não é nossa, embora até possamos ver diferente algumas das posições de vocês.

– André, não estamos chamando vocês para a briga, porque essa briga já existe há séculos, só que era uma briga silenciosa e desigual – rebate Ângela. Agora, se ainda não podemos fazer nada, podemos ao menos brigar por nossas idéias. Por isso, retomo o tema da Tereza e vou mais longe um pouco. Acho importante essa tua visão; entretanto, para ser mais adequada ou coerente até, eu não diria que a mulher é superior ao homem. Ela é diferente do homem. E ambos deveriam respeitar as diferenças um do outro.

– A fidelidade, no casamento ou fora dele e em outras circunstâncias, é um processo, um estado de espírito – recomeça Ana. – Não é um fato, um direito legal. Fidelidade é a garantia que um dá ao outro da permanência do amor, da certeza do amanhã no caminhar e construir juntos. Não é e nem pode significar propriedade recíproca de pessoas ou de corpos. Ao longo da vida, surgem ocasiões especiais, pessoas especiais com as quais gostaríamos de dividir a beleza de nossos sentimentos, de nossos afetos e até de nossos corpos, sem que se rompa o processo e a coerência da fidelidade. São momentos nos quais a vida pulsa de modo diferente e com mais intensidade, depois volta a seu curso normal. É como um rio que transborda. Sai de seu leito, dá uma volta pelas margens e depois retorna a ele trazendo tudo que encontrou lá fora, coisas boas e ruins. Reinicia seu curso. Decanta suas águas. Deixa lá no fundo o barro, as pedras, as folhas que se tornarão parte dele. Recupera a transparência de suas águas, e sabe que lá no fundo está depositada parte de sua história.

– Lindo!, mas você é mesmo romântica – zomba Paulo. – E qual é o preço de ter de "decantar"? E se não conseguir? Muitas vezes, quando um rio sai de seu leito, não consegue retornar ao que era antes. Derruba árvores, deixa buracos profundos. Nunca mais será o mesmo rio, nem terá as mesmas margens. Os riscos da liberdade, muitas vezes, não compensam os ganhos do prazer. Há pessoas que nasceram para ser um rio tranqüilo correndo em suas margens. Não suportariam a enchente do prazer, nem os riscos de momentos de felicidade. Não saberiam lidar com isso, fariam-se mais mal do que bem. Ademais, não se trata do pode e não pode, consegue e não consegue, estamos falando de princípios. E olha, eu nem acredito que você está expressando um sentimento comum às mulheres. Acredito mesmo que a maioria das mulheres discordaria de você ou de vocês, sem falar que apenas um reduzido número de homens concordaria contigo e... – faz uma pausa – uma andorinha sozinha não faz verão...

– Vocês têm razão em muitas coisas que dizem – avalia Tiago –, mas a verdade é que as pessoas, muitas vezes, não conhecem seus limites para saber qual é seu poder real de experienciar ou até de experimentar novas mudanças, embora, é verdade, sem jamais renunciar à sua capacidade de ultrapassar a si mesmas.

– Esqueces – continua Paulo, agora num tom mais calmo e tentando ser convincente – de um outro sentimento profundamente natural ao ser humano: o ciúme. O ciúme é o desejo do bem-querer total. É a sensação insuportável de que perder o objeto amado é perder o mundo à sua volta, é perder o sentido do "para que" das outras coisas, uma vez que o objeto maior de amor se foi. O ciúme é a sensação pesada de estar de mãos vazias, ou até pior, de não ter mãos, de modo que não se poderá segurar mais nada. É a sensação de que se perdeu a estrada, de que se está numa noite escura sem bússola. Dize-me, Ana, é possível negá-lo, fazer de conta que não existe, passar por cima de sentimentos como sentir-se abandonado, preterido, descartado, substituído, trocado ou até traído?

Percebia-se ali um tom de profunda tristeza, talvez raiva, como se lembrasse de algo muito pessoal. Havia amargura em sua voz.

– O ciúme... – Ana começa a responder, pausadamente. Parecia tocada pelas últimas palavras do Paulo. Parecia até pensar nela mesma. Media as palavras. – ... É também um mergulho na fantasia, freqüentemente, com uma sensação de total insegurança. Tens toda a razão, o ciúme é natural ao ser humano, vem do desejo de posse e de exclusividade. É natural que não queiramos dividir com o outro aquilo que nos faz felizes. A sensação de que se está dividindo ou perdendo o objeto amado é insuportável para o amante. O ciúme se torna maior quando o outro não divide com o parceiro sua realidade, seu mundo de vivências cotidianas ou quando o outro sabe que não dá ao parceiro aquilo de que ele precisa. Nesse caso, ciúme vem acompanhado de culpa. Quando existe uma entrega total, amiga, amorosa e sexual de um para o outro, surge uma sensação de um possuir tranqüilo um ao outro, de troca e, aí, a sensação de ciúme ou não existe, ou é mais facilmente controlável.

Paulo e o grupo seguiam atentamente as palavras de Ana, pois conheciam o poder de sua argumentação.

– Existem os que dizem não sentir ciúmes e os que, de fato, não sentem – prossegue. Aqui também existem explicações: ou a relação está desgastada e quase nada mais importa; ou eles nunca sentiram a profundidade do amor, e, então, ficam menos sensíveis às ameaças internas; ou se trata de pessoas muito especiais, que, embora desejem o privilégio da exclusividade, sabem, sentem e aceitam que o outro ou elas mesmas, vez por outra, tenham o silencioso direito de compartilhar com alguém sua vida e seus dons, ainda que isso provoque neles a sensação sofrida de que ninguém é dono total de ninguém. Do outro lado, estão os casos de violência mental ou física entre homem e mulher, dentro ou fora do casamento, como apelo de exclusividade, e, nesses casos, me parece claro que ali não mais existe amor, e sim o desespero pela posse irracional do outro.

– Mas isso é a própria lascívia, fornicação, convite à anarquia total – opina Paulo secamente, porque era difícil para ele argumentar diante de afirmações tão radicais. – Não és casada e isso explica em parte essa tua aparente posição liberal.

– Não, meu preclaro advogado. Isso é o que acontece. O mundo caminha e funciona assim – replica Ana, com seu jeito meigo de falar. – Veja bem, e isso deve ficar claro: não estamos dizendo ou defendendo a posição de que os costumes ou a moral devem ou deverão passar a ser assim. É assim que está acontecendo, haja vista o exemplo da Inglaterra. O mundo funciona assim, ou tu não sabes que se fôssemos punir o que tu chamas infidelidade no casamento ou entre parceiros puniríamos grande parte da população mundial. As pessoas detestam que alguém diga claramente o que elas já fazem em segredo. Falar claramente, como nós o fazemos, tira a segurança dos que "defendem" a fidelidade e a desfazem nos esconderijos de suas segundas intenções.

– Falas como se fazer amor e sexo fosse um esporte – retruca Paulo.

– Discutir esse tema é muito importante, sem, no entanto, radicalizar, que é ficar discutindo por cima, pela periferia. A grande dificuldade está em se manter no meio, a uma certa distância dos extremos. Todo tema que apaixona, igualmente aprisiona – observo, percebendo que Ana fizera uma intervenção um tanto ou mais provocativa.

– E é – diz Celina, sorrindo e entrando novamente na discussão –, o melhor e o mais saudável esporte de todos. Aconselhado para todos os que, responsavelmente, o podem praticar. Você sua, respira, movimenta todos os músculos, libera uma quantidade de hormônios utilíssimos ao equilíbrio do corpo–mente e é um dos maiores protetores do sistema imunológico. O homem foi feito para a mulher e vice-versa. Não estou falando de casamento. Sim, fazer sexo, fazer amor é uma das mais nutritivas fontes de prazer, e, se é uma tendência natural do ser humano, por que é tão proibido? Será que essa tendência natural dos corpos pode ser regulamentada por lei, pela exclusividade? Quando se impede o fluxo natural de uma energia corporal, ela procura logo um substituto. Se não encontra, parte para uma substituição clandestina, muitas vezes nociva ao organismo.

– Não é fácil encontrar o que está por detrás de toda a proibição de relacionamentos referentes à vida sexual e amorosa – comenta Ângela. – A negação do prazer, com certeza. O prazer ligado à vida sexual tem sido freqüentemente considerado ruim – faz mal, descontrola, dizem –, embora as pessoas apreciem e procurem esses momentos. Existem, é claro, outras razões práticas aceitáveis, mas não se pode "tampar o sol com a peneira". Vejam como funciona o machismo do homem. Há alguns anos, sobretudo no interior do país, os homens tinham suas concubinas, suas amantes. Alguns chegavam a mandar suas filhas jovens que perdiam a virgindade para prostíbulos. Não faziam questão de esconder sua infidelidade. Hoje, com uma consciência maior da mulher sobre seus direitos, os homens estão mais cuidadosos, ainda que continuem fazendo o que sempre fizeram.

Estava claro que existia uma profunda convergência de postura e talvez até de opiniões entre as mulheres do grupo. Não por acaso a conversa se mantinha naquele nível. A fala mexia profundamente com os valores de Paulo e também dos demais homens que, por receio de contradizer ou para não aumentar ainda mais a polêmica, pareciam ter perdido um pouco de sua clareza inicial, diante de tantos argumentos convergentes.

– Tenho a sensação de que os homens estão saindo da discussão. Sinto que a fala das mulheres ou pegou vocês de surpresa ou está provocando uma mudança de perspectiva. Será que percebo corretamente?– pergunto.

Antes que alguém possa responder, Ana retoma a palavra. (Ana é uma mulher de grande charme, profundamente consciente de sua beleza, inteligência e com um jeito todo inocente de ser sedutora.)

– Hoje, fala-se em "fazer amor", "fazer sexo", "trepar" e "ficar". É da natureza do "fazer amor" a entrega total e o desejo da troca permanente. É da natureza do "fazer sexo" encontrar-se na alegria, na amizade e no prazer da troca. Isto pode ser também uma forma de amor. Deseja-se apenas a troca. Fica ou não a lembrança gostosa do encontro. "Trepar" é uma expressão chula, grosseira, banal. Tem a ver com genitalidade. É instinto. Às vezes, ficam coisas boas, porém, muitas vezes, apenas a desilusão do encontro. Não estamos falando disso e nem queremos isso. "Ficar" é gíria, uma expressão nova. É a troca de aprendizado daqueles que não tiveram a permanência do amor e tentam se iniciar nos meandros da sexualidade. É um momento de encontro entre dois jovens que estão descobrindo a riqueza da sexualidade e do amor. Talvez até possa surgir para a humanidade uma maior abertura para o sexo e para o amor por meio deles. Quem sabe se não estará nascendo um novo paradigma no manejo da questão das relações entre sexo e amor, entre homem e mulher.

Diz essa última frase olhando para Paulo e Tiago. Parecia um convite a que eles encontrassem suavidade, espontaneidade e liberdade para lidar com esses temas.

Tenho a impressão de que Ana fisgou Paulo e Tiago, especialmente este último, que dizia andar à procura de coisas novas. De outro lado, é também verdade que quanto mais rígidos somos na defesa e prática de certos temas, mais próximos nos encontramos de aceitá-los, seja quando somos contra seja quando somos a favor. A mente é o último dos baluartes, e só cede quando, muitas vezes, o coração já não agüenta mais insistir, lutar, gritar. Apesar da clareza com que Paulo defendia suas idéias, parecia-me que ele, mas sobretudo Tiago, estava depondo as armas. Eles teriam perdido a batalha? Não sei dizer. Na realidade, não pareciam estar jogando fora as armas, apenas desejando o descanso do guerreiro.

Os olhos de Paulo pousaram em Ana e, de soslaio, no pôster. Apresentavam agora um brilho diferente. Recuperaram a suavidade de sempre.

– Sabe, Ana, você é uma mulher bonita, de cabeça aberta, uma clareza impressionante de idéias e tem o dom do charme e da beleza. Queria poder ser assim, viver uma liberdade interior sem tantas críticas. Viver, responder suavemente, quando, suavemente, a natureza me convidasse. Na verdade, estou percebendo agora, embora meio confuso, que eu não me permito nem mesmo pensar diferente daquilo que aprendi e me ensinaram. Posso não concordar contigo, mas me perturba teu jeito seguro de conduzir tuas posições, ou talvez até mais me encante.

O grupo mobilizava-se pela coerência com que as mulheres, certas ou erradas, desenvolviam sua posição. Sem dar tempo aos homens de respirar, tomaram o tema nas mãos e fizeram dele uma posição pessoal, quase agressiva.

– Paulo – instigo, bem pausadamente –, estou tentando imaginar o que significa essa tua fala para Ana. Se é uma concordância, se é uma mudança de posição, se é simplesmente um encantamento pelo discurso dela, e até que ponto você está, de fato, envolvido com o que diz.

— Fiquei confuso ou estou confuso — respondeu —, não sei, mas, de repente, é como se eu não soubesse mais nada. É como se eu estivesse num estado de torpor. Alguma coisa mudou, ou eu me mudei em alguma coisa, ou eu mudei alguma coisa, não sei. É estranho. Não sei o que está acontecendo.

Ana, em sua sensibilidade feminina, percebera algo diferente no rosto de Paulo, percebera que dentro dele um diálogo interno, quiçá proibido, estava acontecendo. O olhar dela tinha a força de uma pergunta.

— Nada não — respondeu Paulo, sentindo-se sem direção.

Um leve sorriso, entretanto, inundou seu rosto. A ruga de sua testa quase desaparecera. Pela primeira vez, olhou atentamente para o pôster dos dois jovens fazendo amor.

O grupo registrou.

Paulo parecia absorto em outro universo. Era como se a lógica de Ana não lhe interessasse mais. De quando em quando, olhava o pôster, como se vagasse num mundo de fantasia. Era visível a todos que um novo e profundo sentimento, talvez o da totalidade emocional, o da conversão estética, invadira-o naquele momento, e, de fato, havia sonho em seu olhar e suavidade em seu rosto. Parecia que ele perdera suas certezas. Estava agora diante apenas do coração. Não sabia, não conseguia mais raciocinar. Quem sabe, pela primeira vez, sentia-se perdido, porque, pela primeira vez, não conseguia se localizar teoricamente. A curiosidade tomou o lugar da certeza, o risco, o lugar do medo. A figura virou fundo, um caos aparentemente ordenado assumiu o controle. Paulo me pareceu estar em perigo.

— Não sei como me expressar — continua ele, meio encabulado. Vira-se para Ana e diz: — Num encontro com alguém, como saber que meandros se percorrem nessa disputa entre o prazer e o risco, entre a certeza e a verdade, entre o sexo e o amor, entre essas distinções que, no fundo, não parecem fazer sentido?

Seu inconsciente o traíra. Não se passa de um paradigma a outro sem esses tropeções. A desconstrução de um modelo envolve a desconstrução de emoções criadas durante uma longa busca teórica de compreensão da realidade. Conversão não é a mudança rápida de uma teoria para outra, ou de uma emoção para outra, mas sim a mudança de uma teoria velha para uma emoção completamente nova. A teoria virá depois.

– Paulo, entendo que essa fala do grupo é uma fala do masculino e do feminino, da verdade e do preconceito. Preconceitos têm mais a ver com nossas certezas do que com nossas verdades, e, freqüentemente, usamos nossos preconceitos para não deixar vir à tona nossas próprias verdades. Esse foi o grande tema do grupo. Não sei o que está se passando dentro de você, contudo percebo que você esteve numa verdadeira batalha, e não só você, mas todo o grupo. Depois de uma batalha, o silêncio talvez seja a melhor maneira de re-percorrer a estrada recém-feita. Embora a pressa seja, às vezes, companheira da lógica, a lógica não é a melhor companheira das emoções. Nossas verdades chegam sempre muito devagarzinho.

Ana não pareceu surpresa. Ela já havia percebido que algo mudara dentro de Paulo. Sua voz era suave. Um outro encontro, quiçá o do coração com a mente, ocorrera dentro dele. Não se muda de opinião, muda-se de emoção.

– Meu caro Paulo...

Diz Ana, colocando as mãos em seu ombro. Estava claro que ela queria ajudá-lo a entender o que talvez suas emoções não lhe permitissem.

– Vê, se alguém ou eu mesma, por exemplo – mas é por exemplo mesmo –, viesse a estar contigo, não sei o que ocorreria, penso que simplesmente estaria entregue, inteira. É isso que conta, não os nomes. E nem sei o que, agora, te intriga. Estás...

Não sabendo onde Ana iria chegar e vendo que aquele momento era por demais importante para Paulo, intervim:

– Bem, Ana, penso que esse momento é de Paulo e só ele sabe de que precisa nesse instante.

Tiago entra suavemente na cena:

– Não é necessário muita coisa para que mudanças ocorram, bastam algumas gotas de amor na busca existencial do outro. Quando vejo um nascer do sol ou a lua andando suavemente pelo céu, vejo e sinto tanta beleza que é como se o sagrado me invadisse. Beleza e sagrado são sinônimos. Infelizmente, para muitos, a relação sexual perdeu a beleza e, conseqüentemente, sua dimensão de sagrado. "Não sabeis que vossos corpos são templos de Deus e que o Espírito Santo habita em vós?", pergunta São Paulo. "Serão dois em uma só carne", diz o Gênese. A lógica é perfeita. "Se serão dois em uma só carne e se nossos corpos são templos de Deus", a relação sexual deveria ser a mais pura expressão da comunhão no sagrado. O materialismo cultural transformou essa beleza no banal e no provocante, e as religiões, no pecado, e nós, no exclusivo, no proibido. Assim como uma montanha pode ser uma catedral de Deus, a sexualidade pode ser o templo no qual a expressão do sagrado se faz plena.

– Nada melhor – completa André –, do que, quando se escala uma montanha, chegar ao topo e respirar o ar fresco que nos renova as energias. Certas subidas são extenuantes. Falta oxigênio. É como se entrássemos em outros níveis, nossa sensibilidade aumenta e parece, às vezes, que desconhecemos a nós mesmos.

A conversa foi se normalizando. Nada dizia que minutos antes aquele grupo se assemelhasse a um campo de guerra.

– Num primeiro momento – explica Paulo –, senti que participava de uma queda de braços, sobretudo com a Ana. Parecia uma questão de vida ou morte defender minhas posições. Entretanto, na medida em que íamos falando, fui entendendo que não precisava defender posição nenhuma. Comecei a entender que preconceito não tem lado. Uma pessoa, aparentemente aberta, pode ser tão ou mais preconceituosa que uma dita fechada, atrasada. Entendi que tenho posições diferentes da das mulheres deste grupo e entender essa coisa tão simples me faz ficar tranqüilo. Entendi também que entender as diferenças entre duas pessoas é entender o que elas têm de igual e semelhante

– Entender as diferenças é escutar com o coração, e escutar com o coração é abrir-se para as mil possibilidades de viver de modos diferentes – comento. – Não são as posições que são verdadeiras ou não, somos nós que temos de ser verdadeiros ou não. Nada é só certo ou só errado, e acredito que nossa imediata consciência é o fiel da balança que nos assinala o verdadeiro caminho que só se conhece quando percorrido. Tudo o mais são hipóteses.

Mas gostaria ainda, antes de terminar, de fazer mais uma reflexão sobre três palavras: vergonha, medo e culpa. As três andam sempre juntas e, para dizer a verdade, não sei qual vem primeiro. Sei apenas que essas três palavras, um pouco, foram e são ainda minhas incômodas companheiras, e me pergunto como andam essas palavras ou processos na vida de cada um de vocês. Penso que a vergonha é algo mais primitivo, antigo, quase um patrimônio da humanidade, e está relacionada com sentimentos e afetos. O medo tem a ver com nossas ações, com nossas aventuras, com nossos riscos, e tem a ver com movimento, com nosso sistema motor. A culpa relaciona-se com nosso pensar, com o sentido que damos às coisas. Muitos de nós temos nos estruturado ao longo de uma vivência silenciosa dessas três poderosas palavras.

Bem, chega por hoje; e agora, para terminar de verdade, façamos nosso ritual de despedida, um pensamento final sobre a experiência desta sessão:

Paulo: – É preciso humildade para escutar com o coração.
Joana: – O prazer do risco e o risco do prazer andam juntos.
André: – Só se consegue ser igual quando se aceitam as diferenças.
Tiago: – Se não consigo escutar o outro, não consigo escutar a mim mesmo.
Celina: – A vida é um palco iluminado, seremos os artistas que quisermos.
Ângela: – A dor é uma mestra, quando a vida é uma aluna.
Tereza: – Não adianta correr, é preciso prestar atenção ao caminho.
Ana: – Nem tudo que reluz é ouro e nem todo ouro reluz.

– Boa noite. Até a próxima semana. Bom retorno à casa.

~ 9 ~
Prazer sob suspeita ou é dando que se recebe

Estou pensando como começar esta reflexão, pois existem certos temas dos quais não se fala, você apenas pensa ou sente e, às vezes, não fala nem para si mesmo. São temas difíceis. Estamos na área do proibido.

Quero pensar com você sobre o prazer, o risco e o medo, três coisas que andam de mãos dadas. É possível fazer a combinação que se quiser: prazer e risco, prazer e medo, risco e medo. O prazer, coitado, não tem sossego. Quase nunca está só. Pode até começar sozinho, mas logo em seguida, o medo e o risco dão o ar de sua graça.

Estou sentado em meu consultório. Lá fora, um vento forte balança a copa das árvores que estão quase na altura do prédio onde trabalho. Escuto o barulho do vento. As folhas brilham realçando o verde dourado de novos brotos. As árvores se movem em todas as direções. Parecem não opor resistência ao vento que desliza suavemente entre seus galhos. Eu diria que, como elas não pensam, entregam-se ao prazer do sol e do movimento, sem o risco do medo e sem o medo do risco. Simplesmente balançam. Não se sentem ameaçadas. Fico com inveja delas. Entregam-se à força, à suavidade do vento e ao calor gostoso do sol do poente.

Deveria ser um prazer escrever sobre o prazer, mas não é. Sinto que é arriscado pensar alto sobre o prazer. Tenho medo de me arriscar. Entendo que o risco é anterior ao medo. Quando não existe risco, não existe medo, ou o medo não é percebido. O risco e o medo são os próprios desmancha-prazeres. Entendo, então, que a função do risco é o controle do medo, e a função de ambos é o controle do prazer.

Logo começo a definir para mim mesmo o que são essas três coisas: prazer, risco e medo.

Vou lá no velho Aurélio. Ele define prazer: "Sensação ou sentimento agradável, harmonioso, que atende a uma inclinação vital; alegria, contentamento, satisfação, deleite".

Não resisto e recorro também ao velho Freud. Como não poderia ser diferente, ele associa o prazer à atividade erótica. Distingue dois tipos de prazer, aquele associado à tensão crescente, que chama de pré-prazer, e aquele associado à redução da tensão, que chama de prazer final ou terminal. Diz que o primeiro é um afeto de tensão e o segundo, um afeto de descarga. Freud faz ainda uma distinção interessante, ao afirmar que, no pré-prazer, a tensão é prazerosa e não penosa, e que o desejo pode depender de uma estimulação externa e não apenas de tensão interna, como ocorre no processo que ele denomina "princípio do prazer".

Tentarei me transportar da realidade para minha fantasia e usarei minha fantasia para, numa troca comum, entender a realidade do que escrevo. Assim, lá vou eu...

A geografia começa a mudar. Ao cerrado começa suceder a chapada. Alguns montes ao longe sugerem formas interessantes de pessoas, de rostos, de animais ou daquilo que minha fantasia prefere mais... É a Chapada dos Veadeiros. Estamos nos aproximando da cidade de Alto Paraíso. O sol da manhã ilumina a Chapada. Sou invadido por uma sensação de paz, grandiosidade e até de mistério.

Percebo que a tensão crescente por chegar – ou pré-prazer – diminui na razão em que me aproximo da cidade. De fato, é uma tensão prazerosa e não penosa. Entro em Alto Paraíso, a capital da Chapada dos Veadeiros. É um prazer, um prazer final. As fantasias se foram. Agora existe apenas a realidade da cidade, acolhedora, mística, esotérica. Consulto-me. Sinto que estou em repouso. É um prazer puro sem risco, sem medo.

Pergunto-me se existe algo de erótico no puro prazer. Não estou seguro, mas creio que sim. É como se meu corpo não tivesse nenhuma exigência. Ele se confunde com o lugar, com o vento, com a paisagem, ele é uma coisa só com o mundo, "dois em uma só carne", é como um êxtase ou uma relação sexual, nos quais o prazer do encontro é uma troca mútua e inevitável de energia e de vida.

É! Parece que o puro prazer é mesmo isto: confluência de duas realidades diferentes num encontro de profunda e transformadora mudança. Estou inteiro no outro, pessoa ou coisa, e o outro está inteiro em mim. Um contato pleno.

O prazer puro ou puro prazer é o prazer sem suspeita, sem fantasias catastróficas, sem risco e sem medo. É um acontecer pleno de harmonia entre meu corpo e a realidade fora de mim, é uma entrega total ao outro, à coisa fora de mim. Minhas dimensões espirituais, cognitivas, sensoriais e motoras estão em íntima e dinâmica interdependência, uma com a outra, sem criar atrito/dissonância mental ou corporal.

O puro prazer, penso, querendo concluir, pode vir tanto de dentro de mim quanto pode ser produzido por uma estimulação externa ou dos dois. É claro.

Isso pode acontecer ao se ouvir atento uma conferência, ao escutar embevecido uma valsa de Strauss, ao dirigir tranqüilamente por uma estrada bem sinalizada e com pouco trânsito, ao se sentar a uma mesa de bar e tomar aquela cervejinha bem gelada, ao entrelaçar-se afetuoso de dois corpos fazendo amor; enfim, sempre que a realidade fora–dentro ou eu–mundo se encontra numa troca sem limites, sem restrições, sem censura.

Parece que esse tipo de prazer não passa pelo "afeto de tensão". Ele é naturalmente um afeto de descarga. Não "supõe" um pré-prazer, é sempre um prazer final. Um prazer, sem *a priori*, sem tensão penosa. Não envolve terceiros. Sou eu e o prazer.

É! Acho que cheguei a um outro lugar. Se é assim, o prazer começa ou não a se complicar sempre que existe um outro implicado na situação. O prazer é relacional, e dessa relação poderá advir algum tipo de conseqüência que não se deseja.

Entra, então, aqui, a questão do risco. A possibilidade do risco introduz o medo na situação, que se expressa de diversos modos. E sigo pensando:

"Apenas introduz o risco, porque existem riscos que não geram medo."

"É arriscado, sim, mas eu vou assim mesmo, dizemos."

"O medo desaparece, quando se decide, de fato, correr o risco."

"O prazer me leva a correr riscos."
"Quando se vence o medo, o risco fica mais fácil de ser enfrentado."
"O medo é função do risco."
"Não se abdica do prazer, troca-se de prazer. Prazer só se troca por prazer."

Depois dessas reflexões, começarei a pensar sobre risco.

Risco... o que é mesmo risco? Talvez, se eu pensar no verbo, fique mais fácil. O verbo é arriscar ou arriscar-se. O sinônimo pode ser: aventurar-se, pôr-se em perigo. O risco supõe perigo ou possibilidade de perigo. O risco vai gerando medo na medida em que o perigo vai deixando de ser possível para ser provável e deixando de ser provável para ser objetivamente certo. Quando o verbo é ativo, "arriscar", eu arrisco alguma coisa, por exemplo, a perder um horário de avião. Quando o verbo está na forma passiva, "arriscar-se", eu próprio sou objeto de risco, por exemplo, corro o risco de perder a mim mesmo, meu controle, meus sentimentos, meu sentido de vida. Quando tenho o sentimento de que eu me arisco, arriscando-me, estou inteiro na ação e aí a possibilidade de perda e a responsabilidade pelos danos tornam-se presentes e fortes.

Bem, não percamos a perspectiva. A questão é simples: risco supõe a consciência da aventura de pôr-se em perigo, de perder algo já ganho, ou, ao menos, a esperança do ganho. A questão existencial maior e afirmativa é: eu gostaria de ganhar sempre sem perder nunca. E então complico as coisas, porque meu desejo caminha na direção de ter tudo sem arriscar nada.

Nesse ponto, esbarro com o mundo fora de mim. O outro também deseja a mesma coisa. Ninguém gosta de perder, desejamos ser sempre ganhadores, sem percebermos que, às vezes, os maiores ganhos significam os maiores riscos e até perdas.

O risco, então, se coloca entre o desejo da posse total e a necessidade de não dividir o ganho, pois onde não se tem que dividir nada, também não existe risco.

Começo a entender que o risco também tem a ver com direitos, pois onde não existem direitos a serem defendidos também aí não existem riscos a temer. Eu simplesmente tomo posse.

Os exemplos podem ser os mais variados. Existe o que eu posso chamar de risco sem medo, como um alpinista que salva vidas escalando uma montanha, um mergulhador profissional trabalhando a dezenas de metros de profundidade, um pescador em sua jangada em pleno alto mar, um cirurgião numa cirurgia delicada, um piloto de Fórmula 1.

Tais situações podem ser apavorantes para muitos de nós, mas essas pessoas, pelo treinamento, pela prática contínua, por um aprendizado disciplinado e constante, terminam convivendo com essas situações sem medo e, em muitos casos, sem prazer também, uma vez que, em situações como essas, a preocupação com o desempenho pode terminar extinguindo o gosto do prazer. A rotina é inimiga tanto do medo quanto do prazer, além de, freqüentemente, ser geradora de culpa.

Pensemos agora no risco com medo.

Em todos os casos em que existe risco ou previsão de risco, a maioria das pessoas não consegue experienciar plenamente o prazer, porque o risco ou sua previsão introduz o medo. Não importa a natureza do risco, se real, se fruto de nossa fantasia ou das preocupações com que preenchemos a vida.

Essas situações são as mais comuns. Fazem parte do cotidiano. Quando risco e medo se acoplam, quase sempre suspendemos a ação: desistimos de nadar em um poço profundo, dizendo que a água está muito fria; desistimos de uma relação sexual, dizendo que a pessoa poderá comentar com outros ou sermos descobertos; desistimos de nos confrontarmos com uma pessoa, dizendo que não gostamos de ofender os outros, e assim vai. E, ao passarmos por cima desses elementos, risco e medo, e irmos em frente, quase sempre surge um outro "estraga-prazer": a culpa, que, às vezes, também antecede ao risco e ao medo, fazendo que esses apareçam inconscientemente. Quando a culpa antecede ao prazer, geralmente temos algumas saídas: 1. examino tranqüilamente a situação e me convenço de que a culpa é um processo meu, subjetivo, não da relação e, então, aceito o confronto entre culpa e realidade, e realizo meu desejo; 2. passo por cima da culpa, decreto a inocência do ato e vou em frente; 3. bato de frente com a culpa, elaboro uma série de riscos que terminam impedindo que a ação se faça e me sinto aliviado por ter "resolvido" a situação.

Esse tema guarda mil faces. Penso também na relação entre o prazer e a entrega.

No diálogo entre David e Capra, em seu belíssimo livro *Pertencendo ao universo*, David define o amor – "Amor é dizer sim ao pertencer" – e Capra, continuando o pensamento de David, acrescenta: "E você vive em conformidade com isso".

Acredito poder afirmar que as sensações de medo, de risco, de culpa são os modos que vivemos para não pertencermos ao prazer, e, conseqüentemente, são os modos que nos impedem de "viver em conformidade com o amor". São os "desmancha-entregas".

O prazer, se não acompanhado de risco, medo e culpa, é, como o amor, um processo de entrega e pertencimento a nós e aos outros. O prazer é puro prazer, o amor é puro amor, quando a eles nos entregamos sem reserva, quando pertencemos totalmente a eles. Quando se vive plenamente o puro prazer ou amor, não se deseja mais nada. Está tudo ali. Damos ao amor o que é dele, damos ao prazer o que é dele. Quando, entretanto, se vive o amor ou o prazer pela metade, tendemos sempre a procurar a outra metade em coisas ou pessoas, na esperança de que múltiplas experiências nos possam dar a sensação de felicidade que todos procuramos avidamente.

Tentarei agora dar um exemplo do oposto do que acabei de escrever.

– Você me ama mesmo?, pergunta Júlia, 30 anos, uma mulher cheia de vida, que cursou Medicina.

– Claro que te amo – responde Pedro, 40 anos, casado, em fase de separação, pai de dois filhos. – Você é a coisa mais linda que encontrei na vida. – Há quatro anos, você repete a mesma coisa. Não ata e nem desata. Não posso esperar mais. Não posso acreditar que, de fato, você queira solucionar seu casamento. É muito cômodo para você ter a mim, ter sua mulher, seus filhos, enquanto eu fico a ver estrelas – disse Júlia rispidamente.

– Por favor, é apenas uma questão de tempo...

Não sei se posso chamar situações como essas de encontro ou desencontro amoroso, pois, uma vez dividido o prazer, também o encontro e o contato se acham divididos. A sensação de totalidade é extremamente prazerosa, sobretudo nas questões do amor, mas totalidade é função da entrega. Sem entrega, fica difícil sentir a totalidade do pertencer.

Júlia está livre para amar, está disponível para uma entrega real. Ela sabe, entretanto, que corre risco, e, mesmo assim, aventura-se a pôr-se em perigo, perigo de errar, perigo de acertar.

Pedro tem mil dúvidas:

— Ela é jovem, bonita, com um futuro pela frente. Tenho dois filhos. Em casa não está bom, embora meus filhos me tragam imenso prazer. Sinto-me mal só em pensar em me separar deles, eles não merecem isso etc.

Júlia opta pelo prazer apesar do risco. Está inteira. Não tem medo. Pedro, ao contrário, convive com o prazer, com o risco e com o medo, e, ainda que procure ser honesto consigo e com seus sentimentos no que se refere a Júlia, não consegue estar inteiro na relação, não consegue sentir-se pertencendo inteiro às duas situações. É prazer e desprazer. O tempo, nesses casos, guarda uma função muito especial: dar tempo à pessoa para vencer a si mesma, a seus medos, a seus desejos de segurança.

Prazer com risco e medo pode trazer à pessoa mais dor, angústia e culpa. É como beber um copo d'água e não sentir que matou a sede.

De outro lado, freqüentemente o prazer é tão novo, tão excitante, tão provocante que libera a criatividade da pessoa de tal modo que impede o risco de aparecer, e, por conseqüência, igualmente o medo.

É como o prazer de andar em uma montanha-russa, de ultraleve, participar de uma final de campeonato, de uma corrida de carro.

A curiosidade, o desejo de vencer, de experienciar exacerbam as dimensões sensoriais e motoras de forma que o cognitivo se recolhe. Fica como um farol que pisca, intermitentemente, a fim de lembrar à pessoa que o prazer exige sempre uma dose de realidade.

Pronto. Chega. Já falei demais. Vamos aos exemplos.

Está bem. Vou, então, para outras paragens.

Estou na Ilha de Itamaracá.

O Forte Orange, como muitos outros fortes, ocupa um lugar privilegiado. Dali, a vista se estende até desaparecer na imensidão do oceano. À sua frente, dezenas de barracas, cada uma oferecendo um tipo de serviço. Paramos o carro e alguns jovens se aproximam, tentando nos impor seus serviços.

— Dona, num deixa o carro aí não, debaixo dos coqueiros. É arriscado caí um coco e furá o teto de seu carro.

Cosma olha para cima e vê o imenso coqueiro carregado, balançando ao vento.

O risco é real, basta um vento mais forte e pronto. Lá vem o coco arruinando o teto do carro.

– Cai não, moço. Pode deixar. Olha o carro para mim, tá?

As pessoas do nosso grupo foram se juntando e se dirigindo à praia. Logo se assentaram em frente à barraca "Vida Mansa". Pediram uma cervejinha no jeito e relaxaram sob sol gostoso do meio-dia.

Bem à nossa frente, a cerca de uns dois mil metros, a Ilha Coroa do Avião, também chamada por alguns "Ilha do Amor". Um pequeno paraíso. Na maré baixa, a praia se estende por centenas de metros, podendo-se caminhar mar adentro sobre a areia molhada por uma longa extensão. Uma visão que é um presente do céu.

Para chegar até a ilha, era preciso pegar uma lancha a motor ou uma imensa "banana" inflada de sete lugares. A travessia estava chamativa. Após algumas negociações – que fizeram cair o preço de R$ 3 para R$ 1,50 –, um grupo resolveu ir até a Ilha. Uns de banana, outros de lancha.

– Você vai de banana?

– Deus me livre. Não tenho coragem.

– E você?

– Eu vou. Já fui uma vez. É ótimo! Superlegal!

– Talvez eu volte, mas ir, não. Vou ver como é primeiro.

Todos vestem os coletes salva-vidas. Sobem na banana.

– Com emoção ou sem emoção? – pergunta o moço da lancha que puxava a banana. Com emoção significava, em algum momento, dar um cavalo-de-pau na banana e derrubar todos dentro d'água.

– Sem emoção. Nada de derrubar a gente. Alguns não sabem nadar.

– Tá bem. Sem emoção.

A lancha parte. Era visível a emoção e o prazer dos que iam na banana. Sorriam, gritavam, gesticulavam.

Assemelhavam-se a um bando de sereias levadas por Netuno, deus do mar, até a Ilha do Amor.

Por um instante, pareciam ter esquecido que ali debaixo estavam o mar e seus mistérios. Entregaram-se ao prazer, ao deleite, à alegria da aventura sem medo.

Quanto menos se pensa em risco, mais se está inteiro no prazer e vice-versa.

Só é possível um prazer inteiro e verdadeiro se se esquecem os riscos ou se eles não existem. O prazer é função de um encontro livre e libertador com a realidade, com a totalidade do vivido.

O prazer também se relaciona com segurança. Quanto mais seguro alguém se sente, mais livre está para usufruir o prazer; e aquele grupo se sentia protegido pela lancha, pelo colete salva-vidas, pela promessa de uma travessia "sem emoção", pela companhia alegre dos colegas de aventura e deleite.

Claro. Freud tem razão quando afirma que o prazer possui sempre uma conotação erótica, e é por isso que ele espanta, é por isso que tentamos sempre interferir no curso do prazer, colocando, consciente ou inconscientemente, empecilhos para que ele não seja pleno. No contexto freudiano, é fácil estabelecer ligação entre prazer e culpa.

Penso também que a fuga do prazer tem muito a ver com o medo da dor, com o medo do vazio.

Acredito até que o prazer, mais que a dor, é natural ao ser humano, embora pareça conviver-se mais com a dor que com o prazer. Dor como silêncio, privação, mágoa, desespero.

Estamos sempre fugindo da dor, ao passo que precisamos ir ao encontro do prazer. O prazer não cai do céu, tem de ser buscado, ao passo que a dor pode ser encontrada em qualquer esquina. Há até quem diga que viver é sofrer. Ninguém diz que viver é gozar, é prazer.

Vai ficando claro para mim que o prazer é uma sensação, um sentimento de harmonia como resultado de uma inclinação vital para usufruir a realidade em uma troca nutritiva. O prazer está presente, ora como um processo de equalização ora como um processo de centragem, dependendo da fonte da qual ele nasce, se de nós ou do mundo ambiente. Dessa troca eu–mundo decorrem alegria, entrega, deleite. Na dor, ao contrário, interferem o medo, o risco, e até uma virtude chamada prudência.

O medo do prazer e da felicidade está ligado a fantasias que guardam um certo nível de realidade, mas que podem chegar a fantasias catastróficas, produto de medos infantis não elaborados, de traumas anteriores não resolvidos.

O prazer quase sempre está sob suspeita. Vejamos só algumas superstições de nossa cultura.

"Quando a esmola é demais, o santo desconfia."

"Isto está tão bom que parece mentira."
"Está bom demais para ser verdade."
"Tudo que é bom dura pouco."

O prazer quase sempre é tutelado, cercado de cuidados, escondido. Como se fizesse parte do prazer ser experienciado em segredo, para não ser invejado, dividido, proibido, policiado.

O prazer da glória, da fama, do sucesso, como o de um jogador de futebol, de um grande astro do cinema ou da televisão, de um escritor famoso, de um pensador revolucionário, não pode ser compartilhado. Os astros se isolam de quem os fez astros, vivem a solidão do prazer protegido, e, quando se misturam, há sempre alguém pensando que estão se vulgarizando.

Nada mais desumano que o prazer tutelado ou tutelar o próprio prazer.

Saio de meus pensamentos e começo a interagir com o mundo maravilhoso que me cerca.

A Coroa do Avião mostrava agora sua longa pista. O mar fora embora. Uma praia imensa de areias brancas se estendia por centenas de metros. Um vento gostoso soprava suavemente. O sol inundava de calor e vida a água tépida e cristalina. Uma quantidade imensa e variada de pássaros, à procura de comida, enchia de sons a praia vazia e deserta. Aquele era certamente para nosso grupo um momento amoroso de contato pleno com a natureza.

Nosso grupo se dividira em três ou quatro pequenos grupos. Havia lugar para todos os desejos e fantasias. Cada grupinho procurava um ponto da praia, agora um presente da maré baixa que se fora para nosso próprio prazer. Os interesses eram diversos: andar, nadar, correr, estar juntos.

Fui me afastando do grupo, caminhando, solitário, para o lado oposto daquilo que chamo a Coroa do Avião.

Em minha caminhada, passei por Ana e Mary, que conversavam sentadas na areia molhada da praia.

Andei um bom pedaço sozinho. Eu e o mar. Um prazer sem risco e sem medo. Puro prazer. Os grupos desapareceram.

Deitava e me deixava cobrir pela água rasa e tépida do mar. Eu era só prazer.

A água gostosa me inundava e comecei a pensar. Existem lugares e momentos especiais onde ficar de roupa é uma troca desigual com a natureza. Ela se oferece por inteiro, desnuda-se, é toda nudez, escancara sua beleza para você e você está ali de roupa, desnecessariamente vestido, vítima de seus medos e temores internos, negando-se à troca, ao mergulho na beleza do outro, negando-se a mergulhar no encontro, como se sua nudez fosse proibida, como se você não estivesse, naquela hora, num encontro você–mar–você e se tornasse um observador egoísta, um usurpador que tira do ambiente a energia de que precisa, negando-se à troca. A natureza abre seus olhos para me contemplar e eu sonego. Muitas vezes, nem percebo o silencioso convite à troca. Na natureza, como no prazer puro, tudo é troca.

Continuo brincando com meus pensamentos, e, quase sem me dar conta, dispo-me. Enfio um dos lados de meu short na cabeça para não perdê-lo. Sinto que meu prazer mudou de qualidade. Era agora uma harmonia total, uma troca, eu e o mar éramos nós. Não havia tensão, risco ou medo. Eu simplesmente estava ali trocando. Dava ao mar meu inteiro corpo, minha felicidade, minha alegria, meu prazer. Ele me dava seu silêncio, sua riqueza, seu mistério, seu calor, sua força.

Essa situação de troca, sem cobrança, é a essência do puro prazer. Pode acontecer em qualquer lugar, em milhares de circunstâncias. Os objetos do prazer podem ser os mais variados: negócios, viagens, divertimentos, relação homem–mulher, pais e filhos, não importa. A essência é sempre a mesma: trocar coisas que nos nutrem sem cobrança.

Um dos empecilhos do prazer são nossas fantasias. Fantasiar parece ser o instrumento mais inconscientemente eficaz que usamos para perturbar nosso prazer. Quanto mais suspeitamos de nossa capacidade de observar a realidade, mais nos refugiamos em nossas fantasias.

Como é difícil ficar sem pensar!

Estavam ali eu, meus pensamentos e o mar, quando percebi que Mary se aproximava. Apesar da distância, sabia que era ela. O sol da tarde dourava-lhe ainda mais os cabelos. Ao vê-la naquela distância, ela era apenas uma silhueta. Percebi que estava nua. Caminhava tranqüilamente em minha direção. Parecia uma deusa do mar, observando displicentemente seus domínios.

Imediatamente, meus pensamentos mudaram de direção. Como flechas de borracha, iam e vinham, batiam lá, batiam cá. Ela se aproximava. Percebi um leve sorriso em seu rosto. Voltei-me para dentro de mim mesmo e percebi que meu coração batia ligeiramente mais apressado. Perguntei o que estava acontecendo. Vieram imediatamente algumas respostas: surpresa, curiosidade, satisfação e uma pontinha de preocupação.

Dentro de mim, meu outro lado dizia:

– Olha... é assim mesmo. A vivência ou a iminência do prazer é sempre diferente da idéia do prazer. Nunca se está, de fato, preparado para o prazer. Ele traz surpresas. Temos mais medo das surpresas do prazer do que do próprio prazer. Essas sensações de seu coração são o pré-prazer, um afeto de tensão, uma tensão prazerosa, como diz seu amigo, o velho Freud. Agora, se você começar a complicar, a pensar que vai correr algum tipo de risco, aí a coisa é outra, deixa de ser uma tensão prazerosa para ser uma tensão penosa.

Mary era um prazer diferente que vinha na direção do meu prazer. Eu sentia satisfação com a chegada dela. O coração continuava a bater. Era uma palpitação gostosa.

Chegou bem perto de mim e disse entre tímida e sorridente:

– Posso?

– Claro – respondi também entre tímido e sorridente. Sentia as batidas do coração.

Sua chegada, sua voz soavam tão naturais como alguém que se senta à sombra de uma árvore, sem se preocupar com a copa, pois, assim como a copa é para abrigar, o mar é para deixar-se usufruir. Temos o hábito de dizer que o outro complica nossa vida, ou serão nossas defesas a complicar o que o outro nos mostra com tanta simplicidade, como acontecia ali?

Sua chegada aumentava meu prazer de compartilhar com ela a beleza que o mar nos oferecia. E ficou claro também que o prazer é extremamente sensível à menor suspeita de ameaça. Quando o encontro cai sob suspeita, o prazer se recolhe, imediatamente, colocando para fora seu arsenal de defesas, de fantasias, que, mais que tudo, podem perturbar o contato de duas pessoas entre si e com a natureza.

Ficamos ali um bom pedaço. Conversamos, pensamos juntos, trocamos percepções e sentimentos. O mar como testemunha. Um bando de pássaros fazia uma algazarra, como se houvessem descoberto alguma coisa nova. Decidimos caminhar naquela direção. Fomos indo, a água pelos joelhos. Andamos até lá. Era nada ou era, simplesmente, a farra deles. O sol de um vermelho amarelado iluminava suavemente e aquecia delicadamente nossa pele. Eram cinco da tarde, a hora que combináramos para nos reencontrarmos. De lá, podíamos ver, um pouco mais longe, os subgrupos se dirigindo ao lugar combinado.

Voltei ao meu coração. Quase não o sentia. Estava batendo com o ritmo harmonioso do universo. Demos um gostoso abraço. Andamos um bom pedaço e nos juntamos ao grupo que parecia extremamente relaxado e feliz.

A banana inflada estava agora disputadíssima. O mar nos parecia mais familiar. A Ilha do Amor inundara o coração de todos de energia de vida, na forma do prazer sem risco, sem medo. Era hora de voltar para casa.

O carro de Cosma estava ileso.

– Caiu coco não, né, moço?

– Não, dona, foi sorte.

O coqueiro balançava, despreocupado, sua copa carregada. Lentamente, o Forte Orange foi ficando para trás.

No carro, deixei que o silêncio tomasse um pouco conta de meu coração. Era como um revelador de filme. Não queria perder a beleza das imagens que vivera. Estavam sendo reveladas.

Ter dito o que penso, sinto, falo ou faço foi um prazer.

– Pois eu tenho uma pergunta a lhe fazer – diz meu desmancha-prazeres interno.

– E o que é?

Eu sempre acho ruim quando ele se intromete em minhas coisas.

– Bem... Ao longo deste texto, você vem empregando sempre "eu". Eu faço, eu sinto... Afinal, quando você diz "eu", você está dizendo "eu" você, ou "eu" alguém? Ou isso é uma simples forma de exemplificar?

– E que diferença faz, se eu sou eu mesmo, ou se eu é alguém, um modo impessoal de dizer?

– Claro que faz diferença, se o tal eu é você ou se eu é o outro, porque...

– Olha aqui, se fui eu que escrevi, que me coloquei no papel, dizendo que escrevi o que queria escrever, tudo é uma produção minha, portanto sou eu escrito. Isso não basta? Minha palavra transporta meu ser para onde quer que ela se dirija. Não tenho nenhum poder sobre o que as pessoas vão fazer com o que escrevi. Também isso importa pouco. O que importa é que o encontro só ocorre entre diferentes – respondo a meu desmancha-prazeres interno.

De tudo isso, entendo que o prazer é, de fato, muito sutil, e que nós mesmos, gratuitamente, podemos estragá-lo, refugiando-nos em nossas categorias pré-supostas.

Penso também que o risco é uma preocupação cognitiva. Pode ou não ser real e, mesmo não sendo real, posso torná-lo real. O medo, ao contrário, é mais sensorial, ainda que passe sempre pelo cognitivo.

Quando o risco se degenera em medo, o prazer já não existe. É possível prazer e risco, mas não prazer e medo. Às vezes, é o próprio risco que se torna fonte de prazer. O medo, entretanto, nunca é fonte de prazer. Pode acontecer de o medo estar embutido nos riscos e por isso não ser percebido como tal. Quanto mais o risco se torna fonte de prazer, enquanto dá à pessoa sensação de poder, de controle de situações difíceis, de coragem, tanto mais difícil fica confrontar-se com o medo. E aí o perigo pode tornar-se iminente, sem que tenhamos consciência disso.

Não é fácil distinguir onde termina o risco e começa o medo.

O medo é uma emoção primária produzida por um perigo iminente, acompanhado do desejo de fugir. O medo, portanto, é uma experiência humana elementar.

O medo pode ser cognitivo, sensório ou motor, e pode ocorrer nos três níveis: medo das idéias, medo dos sentimentos, medo do fazer. Pode, concretamente, ocorrer nessas três dimensões, sendo uma delas mais clara e as outras duas mais escondidas. Embora uma se sobressaia às outras, as três andam sempre juntas. O medo supõe um perigo às vezes iminente. O conceito iminente é fundamental na dimensão do medo. O medo é sempre aqui e agora, por isso vem acompanhado do desejo de fugir. Fugir, por sua vez, é uma reação biológica básica e por isso também fugimos do prazer, quando acompanhado de medo.

Não é da natureza do prazer produzir o desejo da fuga, e sim o medo do confronto, uma vez que é difícil renunciar espontaneamente ao prazer.

– Estranho, não? Pode o prazer provocar medo?

– Claro, e como! Não é raro uma pessoa estar totalmente na zona do prazer e, de repente, ser assaltada por um medo inexplicável.

Pelo prazer, a pessoa intui um perigo iminente. O medo, como reação biológica básica, surge de algo não demonstrável objetivamente – por exemplo, do mundo de lembranças inconscientes. Nesse caso, o medo não ocorreria em razão de um perigo, de fato, iminente. Quantas vezes interrompemos uma relação sexual, uma viagem superprazerosa, uma conversa interessante, por causa de uma sensação inexplicável de medo? Medo enquanto uma antecipação de um futuro ameaçador.

Entendo que medo e ansiedade andam juntos como desmancha-prazeres. Podemos dizer que o medo é uma ansiedade objetiva e que a ansiedade é um medo irracional subjetivo. Ambos coincidem em algum lugar.

O prazer, diferentemente do risco e do medo, é intuitivo. Você olha, vê e sente que aquilo ali pode ser ou não objeto de prazer. O prazer chega sem reclamação. É natural. O corpo segue a lei da preferência. O prazer é também uma reação biológica básica. O corpo ama o prazer e o detecta imediatamente. O corpo não gosta da dor, foge dela. É a mente que, por mil razões, prefere a dor.

Às vezes, não nos percebemos numa situação de periferia do prazer e, quando tomamos consciência disso, começamos ou não a produzir pensamentos autodestruidores do prazer, como culpa, risco, medo e outros acompanhantes desagradáveis.

Ao se eliminar o futuro, elimina-se também o medo, ou, talvez, o medo possa ser enquadrado dentro de uma perspectiva mais realista.

O risco e o medo são construídos cognitivamente. Eles têm, é certo, uma base. Não nascem do nada. Essa base, no entanto, é exagerada por nossas necessidades de autoproteção, de autodefesa antecipadas.

Viver o prazer, estar atento a momentos de prazer, pode produzir em algumas pessoas uma vaga sensação de que estão correndo algum tipo de perigo. Isso porque, desacostumadas a viver sem medo, mas sim a controlar-se, sofrem, mesmo sem nenhuma ameaça externa real. É como se o prazer fosse algo sutil, potencialmente ameaçador, ao passo que a dor, o risco, o medo fossem visíveis e estivessem sempre à frente, sugerindo atenção, prontidão, defesa.

O prazer, nesses casos, desperta uma sensação de que viver é viver só perigosamente e tal fato é inconscientemente apavorante.

Fugimos tanto do risco e da dor que terminamos levando, tal qual num arrastão, o prazer e tudo o que ele significa. É mais fácil planejar como fugir de uma possível dor do que planejar a experiência do prazer.

Nesse contexto, penso, com certa apreensão, que o medo pode ser o oposto tanto do amor quanto do ódio. O amor e o ódio são a construção final de um processo relacional. O processo, que leva ao amor e ao ódio, parece excluir a influência do medo. Quando se ama ou se odeia plenamente, superou-se a barreira do medo, pois é o medo que impede tanto o amor quanto o ódio.

Não sei se podemos fechar, ainda nesse contexto, o ciclo da lógica ou se é concluir demais que, ao boicotarmos o prazer pelo medo e pelo risco, de algum modo, afastamo-nos do amor a nós mesmos, até nos odiando, de certa forma. Dizemos, portanto, que o medo interage tanto no amor quanto no ódio.

Penso no desencontro do prazer entre os amantes. De um lado, alguém se entrega totalmente ao amor do outro, e, do outro, alguém que, embora afirmando o amor, o desejo de posse total, não consegue entregar-se à pessoa amada, em razão do medo de não dar conta, de não corresponder às expectativas, de não deixar uma situação de segurança por outra que parece oferecer em troca apenas o amor. É como se o amor só não bastasse.

E, de fato, não basta só o amor para que duas pessoas fiquem juntas e assumam compromissos de maior empenho. O amor, dizem, deve estar acompanhado de segurança. Ora, isso seria o próprio desencontro do prazer: alguém entrar com o amor, amor total e pleno, aqui e agora, e o outro entrar com coisas, com pensamentos, com segurança, com o futuro.

Na realidade, para muitos de nós, apenas o prazer parece muito pouco, temos necessidade de coisas, de promessas, de certezas e, ao condicionarmos o prazer, perdemos o que de mais essencial ele possui: a espontaneidade, a entrega sem trocas.

Referi-me anteriormente a um outro elemento controlador do prazer: a prudência. Prudência e prazer. A prudência está muito próxima do medo, do cuidado. Também a prudência é cognitiva, fruto do pensamento que antecede à realidade objetiva. Interpor a prudência é sacramentar o bom-senso e tirar a responsabilidade de uma ação final. A pessoa prudente não necessariamente é uma pessoa responsável. A prudência é, freqüentemente, fruto do medo, e não de uma relação real entre sujeito e realidade, entre causa e efeito.

Tanto no medo quanto na prudência existe uma evitação. Na prudência, a evitação pode assumir a forma de cuidado, enquanto pretende criar ou ter o controle da situação, à medida que, no medo, a evitação é uma sinalização da impotência do sujeito diante de um obstáculo real. Na prudência, imagina-se que o risco está sob controle; no medo, não. Com freqüência, a prudência é a sublimação do medo. É mais nobre ser prudente que ser medroso.

Não estou negando a importância da prudência, estou apenas sendo prudente em me precaver dos riscos da prudência.

Às vezes, o prazer pode implicar uma certa perda de controle, embora não devesse implicar a perda do controle da realidade. Amiúde, a paixão, por exemplo, pode ser um prazer pleno e se transformar em tortura. Nada impede que alguém viva o prazer de uma maneira plena e total sem deixar de ser consciente do que isso significa e de sua relação com o mundo de fora. O prazer dissociado da realidade pode tornar-se uma perigosa aventura, e o prazer baseado somente na realidade pode tornar-se uma vivência camuflada do medo de ser feliz.

Voltemos à Chapada dos Veadeiros, que deixei lá trás.

Tomamos nosso carro e continuamos na DF 118. Paramos no quilômetro 222. À direita, descendo o morro, a belíssima Cachoeira dos Cristais. Uma praiazinha de areias brancas forma um ambiente perfeito para descanso e prazer. Chovera e o rio tinha muita água. Amarramos uma corda numa pedra, na margem do lado de cá, e, do lado de lá, numa árvore. As pessoas seguravam na corda e atravessavam o rio pisando nas pedras, protegidas da correnteza da água. Era mais seguro e mais prudente. Às vezes, segurança e prudência estão muito bem. Era real que, caso alguém escorregasse, poderia se machucar de verdade. Havia um certo risco, um pouco de medo e bastante cuidado. Esses elementos não destroem, necessariamente, o prazer, antes o aumentam, quando dosados na devida medida.

Do lado de lá do rio, encontrávamos tudo, uma pequena praia, uma queda d'água forte, abundante e até ameaçadora. Um poço de águas ferruginosas e profundas nos proporcionava risco, medo e prazer, e nos convidava à prudência. Ali tínhamos os ingredientes do prazer e do medo, ambos reais.

O prazer é uma forma vigorosa de sedução. Salta aos olhos. Não é cognitivo, é sensório, por excelência. Sentimos, farejamos facilmente o lugar do prazer. Descobrimos intuitivamente onde se encontra e até onde se esconde. Fomos feitos para o prazer, e o prazer aproxima as pessoas de seus limites e até, às vezes, de sua loucura. Por isso, começamos a temê-lo, inconscientemente.

Ali, na Cachoeira dos Cristais, tínhamos diversos ingredientes que se juntam ao prazer, sempre que o prazer precisa ficar sob controle: o risco, o medo e a prudência.

Suzana, um dos membros do Grupo Cabra (Companheiros Andarilhos de Brasília), entre cujos objetivos está a programação de jornadas de ecoturismo, estava deitada na areia branca da praiazinha de barriga para cima. Algumas pessoas começaram a brincar de jogar pedrinhas, levemente, sobre seu corpo, como uma minúscula massagem produzida pelo toque suave dos pequenos cristais que deslizavam por ela. Suzana se entregou ao prazer sem reservas. Nem havia porque ter reservas. Seu corpo foi sendo coberto, lentamente, seduzido por aquele toque mágico das pedrinhas e cedendo ao prazer até o momento em que parecia não mais perceber o que acontecia a seu redor. Como seu prazer era extremamente suave, puro prazer, ela foi perdendo, sem perceber, o controle de seu contato com a realidade – até porque tinha a proteção amorosa dos companheiros do grupo. O grupo, à sua volta, estava entregue a dar prazer a Suzana, despreocupando-se do que poderia estar ocorrendo com ela por meio de seu corpo.

Alguém fora do grupo observava atentamente a cena e percebeu que Suzana piscava ininterruptamente, como se quisesse abrir os olhos sem conseguir. Percebeu, então, a intensidade de sua vivência e interveio, ajudando-a a voltar a um nível sensorial em que pudesse ter consciência de seu corpo e sentir um prazer real em contato com o mundo fora dela. Na verdade, ela estava entrando em estado de hipotermia. Estava gelada. Assustados e sem outros recursos, fizemos uma roda de corpos em volta do seu, aconchegando-a com nosso calor, até que seu corpo começasse a se aquecer naturalmente.

O prazer, pensei mais uma vez, é relacional e deve ser vivido como fruto de uma relação harmoniosa eu–ambiente, na qual os limites de ambos devem ser cuidadosamente respeitados. Cuidado não faz mal a ninguém, desde que seja cuidado e não obsessão.

Estamos ainda no mesmo cenário da Cachoeira dos Cristais.
André, alto, gordo e muito alegre, resolvera dar um mergulho.

– Não sei nadar, mas sei mergulhar – olhava para nós, que estávamos sentados em uma pedra na beira do poço, querendo dizer que ia pular e, de algum modo, pedindo nossa aprovação.

– Olha que isso aí é fundo pra caramba – ressalvou alguém ali por perto.

– Eu mergulho, subo e mergulho de novo.

– Cuidado. Se você não sabe nadar, isso é extremamente perigoso por causa da correnteza lá embaixo, produzida pela força do volume da queda d'água.

– Deixa comigo – e saltou.

... E nós esperando o André. Não subia...
Olha ele lá! Nossa. Vai se afogar! Ele não sabe nadar!
Havia terror nos olhos dele.
Pô, sumiu..., mergulhou..., afundou...? Exclamávamos aflitos.
Lá vem ele, de novo.
Sorte dele que havia uma pedra no meio do caminho... Agarrou-se a ela.

André ficou ali parado um tempão, tentando se recuperar do susto que a procura do prazer lhe pregara. Prazer quando assusta, assusta mesmo, porque não é da natureza do prazer pregar peças em ninguém.

Havia ali também um outro grupo, a turma do prazer puro ou do prazer com risco e sem medo, o que é maravilhoso. Estes iam e vinham. Saltavam em plena cachoeira, passavam por detrás dela. Formavam uma unidade eles–água–meio circundante. Agiam com familiaridade. Existia uma troca, sem cobrança, sem pensar. Era um pertencer despreocupado.

Penso que, a fim de salvaguardar o prazer, montamos barricadas de defesa: isso pode, isso não pode, isso deve, isso não deve. Estamos cercados dos "poderia" e dos "deveria". Do prazer mesmo sobra pouca coisa. Estamos mais ligados à defesa do prazer do que à experiência do prazer.

Vivemos para o cumprimento do dever. Prazer só e quando sobrar tempo, se e quando for possível. Esse é o estilo de vida de muito de nós.

Se perguntarmos a alguém com seus 50 anos ou mais:

– E aí, você é feliz, tem valido a pena viver?
– Sim, valeu a pena. Bem, isto é, claro, valeu a pena.
– Mais prazer ou mais preocupação e trabalho pesado?
– Com certeza, mais trabalho que prazer e que descanso.
Acredito que milhões de pessoas dariam a mesma resposta:
– Mais trabalho, talvez até mais desprazer que prazer, mas... valeu a pena...
A vida é peleja permanente. Prazer mesmo, puro prazer, puro amor, o pertencer totalmente, talvez só no coração das crianças, que, apesar dos percalços de ser criança, estão plenamente no que fazem.
É triste e é a verdade de muitos.
Enquanto isso, multiplicam-se os bingos, os superbingões da fortuna, a sena, a loto, a raspadinha, os papa-tudo (e o pior é que papam mesmo).
É o comércio da ilusão da felicidade. É a indústria do prazer amanhã.
Enquanto isso, o prazer passa de graça ao meu lado e eu não percebo: pode ser um passeio, uma música, um encontro gostoso, a troca no amor, no sexo, uma leitura de um livro, um trabalho gratificante, contemplar um céu estrelado, andar de mãos dadas numa rua movimentada ou numa praia deserta, dividir uma cervejinha gelada, um bom copo de vinho, tomar banho nu em um rio convidativo... mas, não, deixa isso para depois.
O prazer não chega por acaso, nem por decreto, porque prazer é encontro, é contato pleno, é troca sem cobrança, ele se oferece, só que não é entrão, precisa ser procurado e encontrado.
Merecemos o prazer de cada dia, sem o risco do medo. Prazer não é pecado, é direito. Mantemos, por anos, a dor, o desencontro por culpa de optar pelo prazer nosso de cada dia.
É até possível que encontremos o prazer na dor, uma dor que salva, que resgata, que amplia a consciência, mas não dor no prazer, porque, nesse caso, a dor empobrece e desvirtua o próprio sentido da existência. O prazer na dor pode até ter um sentido de ressurreição, porém a dor no prazer tem sentido de morte, de extinção.
Penso: como é difícil optar pelo prazer, pela felicidade!
O caminho da dor não é nossa vontade, nem nosso destino.
Prazer com segurança é o desejo de todos, desde que não se torne um empecilho ao prazer natural que surge a cada instante à

nossa frente, pois dar segurança ao ato do prazer é já perder parte de sua qualidade.

Prazer sem risco, um ideal a ser perseguido sempre. O risco, no entanto, não é, em si, inimigo do prazer, pode até ser um de seus mais instigantes ingredientes.

Estar atento ao prazer, pequeno ou grande, é certamente um caminho para a felicidade, para o amor a si mesmo, ao outro e, sobretudo, à natureza, que tão generosamente nos oferece infinitos momentos de prazer.

O prazer é, certamente, um dos caminhos mais reais e positivos na caminhada da espiritualidade, um exercício de contato com nosso lado luminoso, enquanto distende corpo e alma para a abertura das muitas possibilidades de criar que moram dentro de nós. O prazer é sagrado e o sagrado é a vivência plena do prazer que cria possibilidades para a experiência mais plena de nossas potencialidades de sermos totais.

Estou aqui, diante da tela do computador, sentindo um prazer gostoso de terminar este texto e fico imaginando um diálogo final entre o Prazer, o Medo, o Risco e a Dor. Sinto que ainda devo a eles alguma coisa... coisa de prazer final ou até de risco final.

Estou imaginando como seria essa conversa dentro de mim, e vem assim:

– Sabe, Medo – começa o Prazer –, é mais fácil ir até Deus por intermédio de mim do que por ti, que tentas sempre me suprimir, tentando me convencer que o resultado final do prazer é a dor. Estou convencido de que a vivência da espiritualidade tem muito mais a ver comigo, o Prazer, do que contigo ou com a dor. Eu ando na direção da perfeição, da vida. Quando alguém me experiencia, está certamente no caminho da saúde, ao passo que a dor tem a ver com o negativo, com a doença e até com a morte.

– Falas de ti – rebate o Risco – como se fosse possível o prazer puro. Tu és sublimação, és uma troca de energia, existe sempre em ti uma substituição. Quer queiras quer não, estou sempre presente, ainda que, muitas vezes, não chegue a perturbar. Nem todo prazer caminha na direção da saúde, porque o excesso de prazer na comida, no sexo não leva à perfeição; ao contrário, perturba o equilíbrio energético do ser.

O Risco ainda não entendeu onde quero chegar, pensou o Prazer.

— Prazer com excesso não é prazer. Estou falando do prazer e não do excesso, do abuso do prazer.

— Eu sou um momento de celebração da harmonia do corpo consigo mesmo e com o mundo — disse o Prazer. — Sou uma incursão na perfeição, portanto em Deus. Deus é perfeito e nos ordenou que fôssemos perfeitos. Eu tenho a ver com a procura do perfeito, da perfeição mesma, o que sempre ocorre quando dois seres se encontram, trocando energia de vida. Nada é mais prazeroso que a perfeição, a posse consciente da totalidade. Quanto mais intenso e harmonioso eu sou, mais me aproximo desse ideal de totalidade. Eu sou um dos caminhos para se chegar à perfeição, a Deus.

— Essa tua convicção me espanta — comentou o Risco.

— Com certeza — continuou o Prazer —, porque as pessoas não têm coragem de afirmar minha sacralidade e o que de santo eu encerro. Sei que espanto, pareço convite ao pecado, ao proibido, à irresponsabilidade. Existe um terrorismo interior, íntimo e religioso com relação a mim e uma aceitação fatalística e religiosa da dor. Eu e a Dor temos a ver com vida e não com religião. Pode-se crescer pela dor, é verdade, mas se cresce, sobretudo, pelo prazer, pois eu coloco as pessoas em contato com tudo o que de sadio existe nelas e no universo. Eu só sou pleno quando as pessoas derrubam suas barreiras, suas censuras colocadas em nome de mil valores que me dominam, colocados por ti e pelo Medo, muitas vezes até sem o conhecimento delas.

— Tu, Prazer, podes ser mal entendido, quando as pessoas se abrem totalmente para ti — avaliou o Risco. — Tu estás freqüentemente associado à violência, à espoliação, ao abandono do outro. Por isso, lembrar que existo é sempre saudável.

— Prazer com violência é sadismo, é masoquismo. Estou falando do prazer que liberta, que amadurece, que faz crescer as pessoas. Às vezes eu provoco dor, é verdade, como para um casal que se separa à procura do próprio prazer de viver. Nesse caso, porém, sou apenas ocasião, não a causa da dor. Eu sou libertação, e não prisão. Sou caminho, e não atalho. Sou ponto de mutação.

Depois de tudo, continuo pensando na dificuldade que foi falar sobre o prazer, por ser algo proibido, cerceado, tutelado ou, talvez, apenas complexo.

Estamos no início de uma nova era, que será caracterizada pela noosfera, isto é, por uma maior simplicidade de pensamento, por uma consciência mais libertadora das emoções, por uma consciência maior de que somos irmãos e de que o amor e a compreensão serão os faróis que iluminarão as novas estradas do mundo. A noosfera nos levará à ontosfera, caracterizada por um espírito novo que descerá sobre o universo, por meio de uma visão mais radical do que significa ser humano, por uma relação mais profunda do feminino, mais relacionado com a emoção, com a proteção e com a experiência do prazer, enfim por intermédio de uma cosmogênese, com um mundo novo nascendo do prazer e do amor, como elementos constituintes de um novo sentido de vida que começa a surgir no planeta.

~ 10 ~
Vôo da fênix

Aquela noite estava especialmente convidativa. Existem noites assim, silenciosas e provocantes. Era uma daquelas noites em que a mente parte à procura de algo, desconhecido ou quase... Alguma coisa que está por aflorar. Certos temas são amedrontadores, como se não pudessem ser tratados à luz do dia. Precisam do aconchego da noite, do brilho das estrelas, da maciez da lua para virem à tona.

Dentro de cada um de nós existe o outro, bom ou mau, não importa. Ele é aquele que sabe, que nos conhece em profundidade, embora às vezes seja difícil entrar plenamente em contato com ele. Ele se esconde com total maestria, pois ele é nosso lado provocante, corajoso, protetor, e por isso respeita profundamente nossos limites de ousar, de ir além, de querer encontrar respostas e soluções. Ele dá o ar da graça e foge. É como alguém que quer fazer algo que não é proibido, mas não quer que ninguém saiba. Vive nos meandros, nos limites do sim e do não. Aflora devagarinho, especialmente se existem testemunhas. Só sai com segurança, porque ele é o segredo último de cada um, que, quando se revela para alguém, nada mais resta que precise ocultar. É como a nudez. Um corpo nu é, queiramos ou não, eu inteiro para o outro.

Aquela noite era sua noite, a noite "do outro lado". Tudo o convidava para dar um passeio de mãos dadas com a liberdade. A liberdade também estava cheia de dedos, afinal é sua função não permitir que a coragem morra ao nascer. Uma vez abortada a liberdade, fica um estranho medo de criar de novo, de tentar de novo.

Certas falas precisam ser ouvidas como se não tivessem sido ditas, como se não tivessem acontecido, pois só uma plena liberdade é portão de entrada para o encontro com o "outro". São como jóias que alguém deposita no cofre do outro. O cofre ignora seu valor, não sabe nem mesmo que as está guardando. Essas falas pertencem ao campo do sagrado, no qual o "Sumo Sacerdote entra apenas uma vez por ano", porque, uma vez em contato com o sagrado do outro, ou você próprio se torna sagrado ou o sagrado se esvazia e perde sentido. O sagrado só é sagrado porque você mesmo é sagrado, e nada mais sagrado que acolher o mistério do outro.

E, de fato, podia-se sentir o mistério daquela noite, pois se podia sentir o sagrado das pessoas que estavam ali reunidas, ao abrirem sua beleza, ao conversarem descontraidamente, embora "sabendo" que penetrar no mistério é penetrar no que a alma humana mais teme.

Podia-se sentir que ali havia um só coração e uma só alma a dominar a energia daqueles três. Cada um era como se um fosse o Outro do outro. Sintonia e sincronicidade eram o movimento que circundava aqueles três. Eles não discutiam, não argumentavam, simplesmente sentiam, estavam acontecendo. Eles não falavam sobre eles ou de um lugar a partir do qual se olhavam. Sua fala nascia de sua totalidade existencial e não de uma parte apenas.

A noite estava ligeiramente fria, como são as noites da Chapada. Eles haviam acendido uma pequena fogueira, deixando, ali por perto, alguns galhos secos para serem queimados quando o fogo diminuísse.

– Nada se perde, tudo se transforma – começou Victor, olhando para o fogo e os gravetos. – Tudo no universo é parte do universo. Nada é superior a nada, nada é obrigado a nada, porque, na lei da transformação, a regra é ser mil possibilidades. Se esses gravetos não forem queimados e transformados em chamas, serão molhados pela chuva, apodrecerão no seio da terra e se transformarão em adubo. É a lei do eterno retorno. Na natureza, nada tem, tudo pode – continuou. – Só o ser humano insiste em repetir caminhos de dor, de agonia, porque não consegue se ver como um puro ser de possibilidades. A natureza, na sua inteligência cósmica, não se põe limite; supera-os, transformando-os.

— Mas é muito amedrontador sentir-se como mero possível ou sujeito de possibilidades. Precisamos nos sentir reais, definidos, planejados – ressaltou Angélica.

— Por isto, é difícil ser livre, exercitar-se na liberdade. Na verdade, a liberdade total é parte integrante apenas dos seres não humanos – respondeu Victor, esboçando um ligeiro sorriso –, porque liberdade plena é deixar-se acontecer, é poder ser adubo ou chamas, e saber que ambos são igualmente úteis, bons e bonitos. Quando, usando da liberdade, decidimos que seremos ou adubo ou energia, perdemos a metade de nossas possibilidades. Decidir não deveria ser o primeiro, mas o último ato de liberdade.

Victor olhava para o céu enquanto falava. Um lado de seu rosto era iluminado pelo fogo, o outro, pela luz da lua, mostrando sua barba grisalha. O filósofo que morava nele resplandecia quando falava. Sua mente parecia não pedir licença.

— O mundo não é um lugar, uma idéia – retomou Angélica, chamando Victor para o aqui e agora próprio das coisas, do confronto, do cotidiano. – É um processo enquanto universo e, querendo ou não, somos partes desse processo acontecendo. Aqui e agora, somos seres em relação e toda relação supõe limites, fronteiras, acordos. Era interessante perceber como estavam sintonizados e em contato com tudo, com o fogo, com o vento, com o céu.

Pedro observava atento a fala dos dois. Tinha aproximadamente a mesma idade de Victor. Eram velhos amigos de caminhadas. A diferença entre eles: Victor era um filósofo real, vivo. Era um prazer escutá-lo. Sua teoria saía encarnada dele. A ele não importava ser adubo ou chamas, importava a realidade que ele assumia.

Pedro, por sua vez, era um monge, silencioso, interiormente irrequieto, um teórico. Homem profundamente sensível, tentando ir além da alma das coisas e das pessoas. Costumava dizer que todos precisam ajudar os próprios sonhos e os dos outros a virarem realidade. Dizia que os sonhos são as vozes de Deus e da natureza gritando por realização. Ao contrário de Victor, Pedro era cauteloso. Buscava as palavras. Parecia enxergar as idéias à sua frente e procurava as palavras para elas. Tinham em comum a busca desesperada da verdade, a última. Não diretamente Deus, mas a deles mesmos. Por isso se davam tão bem. Mal sabiam eles que quando se busca, honestamente, a própria verdade, no meio do caminho ou no fim, sempre se depara com Deus.

Angélica, um encanto de mulher, inteligente, ativa. Apesar dos seus quase 60 anos, mantinha uma forma física admirável. Esse não era um bom momento para ela. Acabava de passar a dor de uma separação profundamente traumatizante. Era professora de História. Os três pareciam formar um único universo, onde as coisas poderiam fazer-se compreensíveis e até aceitáveis.

No fundo, eles falavam de liberdade e, num sentido mais distante, de que o medo, a prudência são os grandes inimigos da verdadeira liberdade, e ainda de que, onde entra o medo, sai a capacidade de criar, de transformar, de transgredir.

Eu estava de fora a observá-los. Eles não me viam. Pensavam estar sozinhos. Talvez sentissem minha presença. À medida que falavam, eu me recolhia dentro de mim mesmo, querendo entender onde estavam e onde queriam chegar.

A dez metros da fogueira, ficava a casa da fazenda. Uma casinha branca que podia ser vista da estrada que liga Alto Paraíso ao Povoado São Jorge.

Victor se levantou, entrou na casa e, após alguns minutos, retornou com uma chaleira de chá.

Na noite fria, aquele chá caía muito bem. Pararam de falar e saborearam o sabor quente e gostoso da hortelã.

Victor retornou à fala.

– Às vezes, me sinto um E.T. Parece que não sou deste mundo. Tenho a sensação de que ninguém me entende, que minha fala é incompreensível. Vivo com tal intensidade meus desejos que, parece, estou sozinho, e o universo é pequeno para me conter. É como se minha vontade não tivesse limites, como se o bom e o certo fossem a mesma coisa. Isso me leva a pensar na minha dificuldade de impor limites a mim mesmo. É como se nada tivesse o direito de me deter. Só eu posso deter a mim mesmo. Diante do bem e do belo, sinto-me sem limites, como se eu fosse um deus. Tudo que é bom e belo, penso, me é permitido, adequado e pode ser feito. Minha ação se centra nessa perspectiva, desde que o outro se encontre na mesma dimensão. Não consigo pensar em outra forma de liberdade. Liberdade liberta, não pode aprisionar. Sinto um anseio por uma liberdade total, sem restrição, na qual o único limite fosse a vontade do outro, sem normas, sem restrição.

Havia, nessa frase final, um tom de mágoa, talvez raiva, impotência. Tive uma sensação de algo profundamente inacabado. De um lado, uma abertura total para a vida, e, de outro, a impotência própria da liberdade como resposta absoluta ao desejo de realização. Na verdade, Victor estava encapsulado em si mesmo. Às vezes, o desejo exasperado de se comunicar esconde uma profunda solidão, que nasce da incapacidade de nos deter em nós mesmos. O corpo se transforma em minha mais pesada prisão existencial. A realidade, pensei, pode ser desejada de modo absoluto, mas dificilmente experienciada. Esse confronto pode produzir uma estranha sensação de frustração que nos acompanha como sombra que não nos acolhe, nem nos protege.

Pedro, como sempre, media as palavras. Sua alma de monge o aproximava do anarquismo de Victor, pois seu lado místico despertava nele o desejo de ser como uma gaivota, voando por aí com alguém, sem hora de voltar.

– Quanto mais desejamos ser livres, tanto mais nos aproximamos dos limites nossos e dos outros. E aí, por medo ou por mil razões, terminamos por construir uma ética que nos salva de nossa própria loucura e nos permite, de um lado, olhar a vida sem fronteiras, voar como um pássaro sem medir a distância entre uma árvore e outra, e, de outro, inconscientemente, olhar para o chão, onde se pode pisar firme, a qualquer momento.

Pedro não resistia à tentação de colocar certos limites nos vôos de Victor.

– Essa é a solidão por excelência, sentir-se aberto ao universo e dever fechar-se diante da própria impotência. Ê! Deus é, de fato, o único ser livre no universo, porque o que Ele quer, Ele pode, e o que Ele pode, Ele quer. Não impõe nenhuma condição a si mesmo e isso é a essência mesma da divindade – concluiu Pedro, tentando afirmar os limites da liberdade.

Victor parecia relutar em continuar.

– Sinto meu querer como divino, sem limites, mas meu poder me confronta com tudo, e é nesse envolvimento que me sinto humano, desesperadamente humano. Minha humanidade é minha mais metafísica solidão. Sou humano, não Deus. Posso contemplar o horizonte da totalidade, mas não consigo chegar até lá.

É a consciência do próprio corpo que nos humaniza. Humanizar-se significa prestar atenção à própria existência e na do outro, significa reconhecer os próprios limites, sem, contudo, perder a capacidade de procurar as alturas. Na verdade, a liberdade é um grande peso, porque é um movimento que não pode fechar-se sobre si mesmo, pois esbarra a todo instante no outro. É profundamente incômodo ser livre ou se dizer livre, porque, quando se leva a liberdade às últimas conseqüências, quase sempre se depara com a morte.

– A morte é a última opção da liberdade. Por mais paradoxal que seja, talvez a morte seja o único lugar onde a liberdade pode se realizar plenamente. Quando nem a morte é um obstáculo, a sensação de liberdade pode ser vivida plenamente. Quando se perde o medo da morte, o carro da vida pode correr a uma velocidade ilimitada – sentenciou Angélica, rompendo seu silêncio. O tom de sua voz era de tristeza.

– Ainda assim somos solitários, porque nessa viagem quase sempre estamos sós – disse Pedro.

– Mas, se, nessa viagem, encontras alguém que aceita caminhar contigo, ignorando a possibilidade da morte, poderás viver a maior plenificação do ato de viver – observou Victor.

– Sim, é verdade – continuou Pedro. – É por aí minha compreensão da eternidade de Deus. A essa velocidade nada importa, importa só o estar juntos. Quando não se tem medo da morte, cessam os limites, e o tempo não conta mais. Sem limites, espaço, tempo e eternidade se confundem. Estamos diante do Deus que habita em nós.

Do meu canto, olhava atentamente os três, e sobretudo Angélica. Ela seguia a conversa dos dois. Ora ficava absorta ora olhava as estrelas, como se procurasse lá em cima alguma resposta. Surpreendi-me quando percebi que chorava. Levantou-se, pegou alguns gravetos e colocou-os no fogo. O fogo agradecido produziu milhões de faíscas que subiam e simplesmente desapareciam.

– De outro lado, a ética começa em ti mesmo.

Victor retomou a fala anterior.

– Não podes amar a outro mais que a ti mesmo, embora reconheça que optar sempre por si é outro caminho de solidão. A solidão pode ser uma das maiores representações da liberdade. Se para respeitar a ti mesmo, aceitas a tua dor e até a dor que o outro possa ter, atingiste a liberdade. Pode parecer esquisito sentir que, de algum modo, estás optando pela dor, mas não, não é verdade, estás optando por ti e essa dor é como a dor de amputar um braço para que teu corpo inteiro viva e se reconstitua.

E continuou.

– Não concordo com o poeta quando diz: "Eterno enquanto dure". O amor é, por natureza, eterno; o que não é eterno é a exclusividade no amor. A quebra da exclusividade não implica, necessariamente, a quebra do amor, porque o amor transcende a exclusividade. Para mim, o pensamento bíblico: "Que o homem não separe o que Deus uniu" se refere ao amor na mais perfeita acepção da palavra, pois o amor é sempre eterno, até porque o nome de Deus é amor.

Angélica observava Victor atentamente, sem saber onde queria chegar.

– Amor, como amor, dádiva divina aos homens e às mulheres, não acaba nunca; o que acaba é o gostar, o encantamento, o apego, a paixão, a exclusividade. Amar é respeitar e aceitar a totalidade do outro ou, então, estar simplesmente com o outro. Estamos diante do outro sempre na neblina, à espera que o sol nasça, que a luz se faça, que a serração desapareça, e, no entanto, não existe eu sem o outro. Chegamos às pessoas sempre por suas partes, e a Deus, ao contrário, por Sua totalidade, por isso é da natureza do amor ser indivisível – prosseguiu Victor. – Quando, no casamento, jura-se amor eterno, está-se jurando, na verdade, a expressão de um desejo, e não um fato, porque o amor é uma graça, um dom, e ninguém pode prometer para sempre e sob juramento ter sempre o dom do amor e da graça para com uma outra pessoa. Juramos, sim, exclusividade, lealdade, carinho, dedicação, pois isso pode ser objeto de contrato, de juramento. Quando Deus une, ninguém, de fato, consegue separar. A questão é saber quando foi Deus que uniu e quando foram nossos interesses, mesmo porque, muitas vezes, não amamos as pessoas, em si mesmas; amamos, sim, aquilo que nelas nos interessa.

Havia uma profunda convicção na voz de Victor. Ele estava irrequieto aquela noite. Estava profundamente em contato com seu universo de desejos.

O "Não podes amar o outro mais que a ti mesmo" ecoou pesadamente no coração de Angélica. E por que não, perguntava-se, se o próprio Cristo, ao se deixar crucificar, estava amando mais a humanidade do que a Ele mesmo? Só o amor justifica amar o outro mais que a si mesmo, sacrificar-se pelo outro é uma sublime forma de amar. Morava aí seu sofrimento. Vivera trinta anos com seu marido. Apesar de que, ao longo dos dois últimos anos, ele já desse sinais de que dentro dele ocorria um processo de separação – embora ela jamais imaginasse que tal fato pudesse mesmo acontecer.

– Foram trinta anos de dedicação, de cuidado, de amor, de paixão. Não consigo me imaginar sem ele, tudo perdeu sentido, eu perdi o sentido, tudo é amargo, sinto-me um nada, um engano; a morte é preferível a essa sensação impossível de abandono, de solidão; é a cama vazia, são os quadros na parede, o guarda-roupa vazio... É o nada, sou um nada. Disse que não me quer ver nunca mais... que quer esquecer os trinta anos que viveu comigo.

A fala de Angélica, entrecortada de soluços, surpreendeu a ambos. Foram atingidos por um tiro, como um pássaro em pleno vôo. Angélica está experimentando a amargura da liberdade. Ela desejava poder continuar sendo amada por alguém que não conseguia mais amá-la.

– Os animais, quando estão bem nutridos e alimentados, dificilmente atacam. Às vezes, até descansam próximos de outros que seriam presa fácil à sua voracidade. Acredito que o mesmo se passa com o animal humano. Também ele, dificilmente, procura outra parceira ou parceiro quando se sente amado, nutrido de compreensão, presença, afeto, carinho, toque, carícia e de uma relação sexual gratificante.

Apesar de ver a dor estampada no rosto de Angélica, Victor não estava disposto a escutar apenas, sem dar a ela uma outra pista que a ajudasse a refletir mais friamente.

– Estás dizendo que os animais, mesmo os humanos, jamais atacam quando estão devidamente nutridos?

A voz de Angélica perdera o tom de tristeza. Tinha agora o de raiva contida. Ficara impotente diante da frieza do Victor.

– Não disse "jamais", disse "dificilmente", porque um animal, mesmo alimentado, e, sobretudo, se não estiver alimentado, pode, dada a curiosidade, beleza e raridade da caça, sentir um desejo incontrolável de querer usufruir uma comida que considera rara e especial. E aí ele ataca.

Angélica parecia ofendida pelas palavras e com a insensibilidade do Victor, precisava de colo e não de teorias. Ele saíra da metáfora para um realismo que não a ajudava em nada.

De longe, não sentia compaixão na voz de Victor. Não estava claro o que tinha em mente, mas estava claro que não queria interromper sua fala, queria concluí-la de qualquer modo.

– Estou até pensando em que mais o ser humano é semelhante aos animais.

Pedro olhava perplexo para Victor, que parecia ter esquecido as palavras anteriores de Angélica.

– Vêm-me à mente três situações. Primeiro, o homem é polígamo por natureza e se torna monogâmico por educação, por cultura e, sobretudo, por religião. Alguns animais são também monogâmicos, outros não. Segundo, os animais cruzam no cio. Fora do cio, chegam a ignorar completamente uma possível parceira. Quando no cio, entretanto, o macho disputa até o sacrifício o direito de cruzar. Não aceita, em hipótese alguma, ser impedido de fazer algo que a natureza lhe concedeu. O cio é a natureza da fêmea dizendo para o macho que seu tempo de abstinência passou.

Victor prosseguia.

– Acredito que os humanos vivem situação semelhante. Existe também para eles um tempo de cio, um tempo de abstinência e silêncio, em que tanto um quanto outro podem durar dias, meses e até anos. Assim, tanto alguém extremamente genitalizado pode, como por encanto, de um momento a outro, entrar no silêncio da sexualidade, bem como alguém que viveu, por longos anos, o silêncio da sexualidade, pode ter sua genitalidade acordada e entrar no cio, de um momento para outro, de uma maneira também surpreendente. Acredito que posso pensar ainda uma terceira situação válida tanto para humanos quanto para animais.

A essa altura, Victor parecia ter esquecido a presença dos outros dois.

– Estou pensando nos cães, que, soltos da prisão do canil, encontram-se pelas ruas e praças. Encontram-se por aí, passam uns pelos outros sem saber quem são, de onde vêm, nem para onde vão. Cruzam. Vivem o presente. A única condição é que ambos estejam "no cio". Reconhecem-se no desejo da troca, encontram-se e se vão...

Angélica simplesmente balançou a cabeça, como a dizer que não estava em condições de ingressar naquele debate. Não lhe importavam as teorias de Victor. Ela o escutara vagamente e queria, agora, apenas entender onde estava e buscar respostas para seu coração aflito.

– Mas então como pôde viver comigo trinta anos?!... Amou-me um dia, deixou de me amar, nunca me amou mesmo?! Como pôde viver trinta anos assim?! Sentiu-se amado? Foi tudo uma mentira?

Angélica não encontrava resposta, sua mente entrara em curto-circuito.

– Estás surpresa?...

Victor não conseguiu terminar a frase.

– Surpresa?! Estou chocada, esmagada, sinto-me como uma folha de papel debaixo das rodas de um trator. Com tuas teorias, que sabes? Saber sobre a dor não é experienciar a dor.

Angélica estava no auge de sua dor e de sua raiva. Professora de História, habituada à crítica dos fatos, simplesmente não sabia o que pensar. Angélica perdera o referencial. A fala de Victor estava anos-luz de distância de sua capacidade de segui-lo ou de aceitá-la. Ela era agora só emoção. Talvez, naquele instante, ninguém pudesse, de fato, ajudá-la, a não ser escutando carinhosamente suas palavras de dor e desespero.

– Ele sempre disse que eu era controladora, inimiga de festas, ciumenta, apagada, mas nada disso justifica tamanho abandono, tamanho ódio de nem sequer querer me ver. Afinal estamos velhos, era apenas mais um pouco, depois tudo terminava. Não posso entender tanto egoísmo...

Enquanto o silêncio de Pedro parecia significar acolher a dor de Angélica, dar-lhe colo, viver com ela a angústia de sua impotência diante da liberdade do outro, Victor se refugiava em sua reflexão, tendo ali em Angélica a confirmação de que a liberdade não pode ter preço, não é mercadoria que se troca, mas é algo que se vive, que se experiencia, ainda que o preço seja a dor, a decepção, o abandono.

– Depois de tantos anos, de tantos momentos bons, por que não poderíamos ter continuado juntos, não obstante nossas diferenças, pois prazer completo é um ideal, talvez até uma ilusão. Como é possível que não queira nem sequer me ver?! Como é possível que pessoas que dividiram a mesma cama, a mesma mesa, que geraram os mesmos filhos possam desenvolver tamanho ódio, tamanha indiferença?!... Afinal, o que foi que vivemos? Uma ilusão, uma mentira?

Essa é a solidão da liberdade, pensava Victor silenciosamente. É difícil ceder diante da dor de alguém que não consegue ser livre, não consegue assumir a própria realidade. Não se pode renunciar ao desejo de ter toda a felicidade que se pode ter. Renunciar a isso, *a priori*, é aceitar o desprazer, a dor como únicas possibilidades de viver.

Pedro imaginava o que se passava na mente de Victor, e, ao contrário do amigo, para ele, uma certa renúncia, o zelo, o cuidado pelo parceiro podiam tornar-se fonte de prazer, apesar de serem, às vezes, um corte no próprio processo de autonomia e liberdade.

– A que te serve, cara amiga, a simples presença de alguém cujo coração não se encontra mais com o teu? Vocês podem até ser dois em um só corpo, mas não mais dois em uma só alma. A tua dor é a dor da separação entre a verdade e a mentira, entre a vida e a morte, entre o prazer e o desprazer. É muito difícil viver com alguém para quem não se é mais fonte de prazer, de união e de verdade.

Dessa vez, Victor falou tímida e mansamente. Percebeu que Angélica não suportaria a objetividade de suas palavras.

Quando se está escutando apenas com o coração, a mente mal consegue processar. E Angélica era só emoção, só coração, só desapontamento.

– A ingratidão, a injustiça, o egoísmo, como dizes, podem estar na base de atitudes que até podem ser sentidas como perversas, porém, não te esqueças, cara amiga, que, às vezes, se trata de uma opção final de alguém por si mesmo, não se trata de um simples abandono do outro, mas da opção preferencial por si mesmo, ainda que causadora de tanta dor, insatisfação e tristeza.

E Victor continuou:

– Às vezes, optar por si mesmo pode envolver mais dor do que optar pela comodidade de ficar com o outro. Pode chegar um momento em que todas as razões de ficar onde se está não prevaleçam diante da necessidade de se sentir finalmente inteiro, embora só, dolorido e devendo refazer um caminho a custos infinitos. Isso significa, quase sempre, o reencontro consigo mesmo, com aquela pessoa que lentamente foi deixando de existir dentro de nós, que ficou perdida lá atrás, para que um outro pudesse existir, e que agora retorna, cansado, alquebrado ao encontro de um si mesmo que ficou perdido pelo caminho. Quem sabe se para ti também essa tua dor possa ser o início de uma ressurreição da mulher maravilhosa que de fato és, e que talvez perdeste ao longo do caminho, vivendo com uma pessoa como a que tu descreves.

– Às vezes – arriscou-se Pedro, tomando coragem e olhando suavemente para Angélica –, o estar com o outro por conveniência, por obrigação, por falta de opção significa abandonar-se lentamente na tentativa de uma harmonia impossível, porque o prazer que é a fonte primeira de harmonia não existe mais como força que mantém e transforma a relação.

A conversa mudara de eixo, Victor e Pedro falavam agora de sentimentos profundos vividos por eles mesmos. Conhecedores da mente e do coração humano, eles extravasavam com reflexões profundamente existenciais a liberdade de ser, de estar no mundo de um certo modo.

Angélica falara e se recolhera agora dentro de seu universo. O tufão parecia ter passado. Em seu rosto, as marcas de sua passagem. Os olhos semicerrados entreolhavam contemplativamente os estragos causados pela ventania. – Será possível reconstruir uma ilha de amor, de fantasia, de esperança?

– Você já viu uma cidade destruída por um furacão?

– Será que o coração humano fica assim também, pedra sobre pedra, quando passa o vento das emoções incontroláveis de um amor que se tornou impossível?

Acredito em algumas respostas ou soluções, cada uma dependendo do grau de esperança e liberdade que as pessoas vivem.

Uma. Vamos reconstruir tudo. O vento destruiu tudo, mas não destruiu o sagrado desse lugar. Levou nossas coisas, mas não nossos corações e nossas lembranças. Levou nossos anéis, mas ficaram nossos dedos. Mãos à obra.

Nesse caso, parece estar-se reconstruindo um sonho, tentando salvar o passado, usando inclusive material ainda reciclável após a destruição. É muito difícil desistir, quando se empregaram tantos anos para construir.

Existe uma outra hipótese: deixar tudo aí. Não vale a pena tentar reconstruir. O preço da reconstrução não compensa possíveis ganhos de prazer e felicidade, o espaço e o tempo farão sua parte. Aquilo que hoje são ruínas vivas se transformarão em lembranças. Mais tarde, quem sabe, alguém se lembrará que aqui existiu uma cidade e terá reverência por esse lugar. Aqui restará o vazio, sem hoje e sem amanhã. O que vier, virá.

Recomeçar de novo em outro lugar é uma outra possibilidade. A experiência passada será extremamente proveitosa. Será olhada com dor, sem mágoa e com carinho. A sensação de estar vivo fará surgir a cidade em um novo local. Muita coisa igual, outras diferentes, mas tudo novo. A esperança e o prazer guiarão o novo projeto.

A dor do passado ajudará a olhar o futuro com mais realidade, incluindo nela a possibilidade de ventos fortes e ameaçadores.

Ninguém falava com ninguém. Os três simplesmente falavam. Há momentos em que a única coisa de que alguém precisa é encostar a cabeça no peito do outro e ressonar, ou então, falar, falar, não importa nem mesmo se existe alguém para escutar, porque é falando para si mesmo que terminamos por nos escutar e adquirir forças para mudar.

Os temas se sucediam. Na trama da existência, é como se tudo saísse do mesmo lugar ou levasse ao mesmo lugar. Aquelas pessoas falavam de liberdade, de prazer, de estar junto, de renúncia, de dor, de alegria, de desespero, de esperança, de medo.

Ficava claro, ao escutá-los, que pensar a liberdade como um processo, acentuadamente individual, era propor-se uma forma de estar no mundo de maneira também acentuadamente solitária. Não sei se boa ou ruim, mas solitária.

Ficava claro também que, existencialmente, o processo de existir exige, quase que naturalmente, uma segunda pessoa. Assim como não existe geração espontânea, também ninguém vive absolutamente isolado. Estar vivo é estar em relação e assim foi pensado desde o início.

A essa altura, começo a voar e estou pensando na cena da criação do homem e da mulher. Não sei se é um mito, uma lenda ou uma história no Paraíso, entretanto vou lembrá-la para você.

> 17. O Senhor Deus formou, pois, o homem do barro da terra, e inspirou-lhe nas narinas um sopro de vida e o homem se tornou um ser vivente.
> 18. O Senhor Deus disse: "Não é bom que o homem esteja só, vou dar-lhe uma ajuda que lhe seja adequada".
> 21. Então o Senhor Deus mandou ao homem um profundo sono; e enquanto ele dormia, tomou-lhe uma costela e fechou com carne o seu lugar.
> 22. E da costela que tinha tomado do homem, o Senhor Deus fez uma mulher e levou-a para junto do homem.
> 23. "Eis aqui agora, disse o homem, o osso de meus ossos e a carne de minha carne: ela se chamará mulher porque foi tirada do homem."
> 24. Por isso o homem deixa seu pai e sua mãe para se unir à sua mulher: e já não serão mais que uma só carne.
> (Gên. 2, 17, 18, 21-24)

Sem entrar no mérito teológico, científico, místico ou crítico do texto, a narração descreve com extrema suavidade a mútua dependência e comunhão com que Deus quis brindar o homem e a mulher.

"E já não serão mais que uma só carne." Nessa citação, ao longo da história, o ser humano viu um pouco de tudo: a dependência da mulher em relação ao homem, a igualdade absoluta dos dois por se constituírem em um só corpo, a instituição milenarmente precoce do casamento, a superioridade do homem sobre a mulher e até a permissão explícita e divina para a relação sexual.

Perdeu-se a beleza da poesia, do encanto do gesto divino, ao se fazer o homem e a mulher um para o outro, enfatizando o sentido da relação no encontro, na ajuda.

A palavra "carne" parece, ao longo dos séculos, ter significado algo material, concreto, induzindo comportamentos centrados no egoísmo, na singularidade, inclusive do ato sexual, em vez de significar um princípio energético e vital.

O pensamento divino é um pensamento de totalidades que pode ser redefinido assim:

> E já não serão dois, mas um único princípio de vida, serão dois em uma só carne e em um só espírito. Serão como uma só pessoa, uma só fonte de energia e de vida. Ao modelo divino, embora distintos e diferentes, terão uma só natureza. Um foi feito existencialmente para o outro e assim será.

Biologicamente diferentes, metafisicamente uma unidade perfeita, culturalmente encontro e desencontros, homem e mulher perderam muito do sentido original da idéia de Deus no ato de Sua criação, porque perderam a perspectiva libertadora da criação e fizeram do poder e do controle de um sobre o outro a dinâmica básica do relacionamento.

Entre todos os atributos divinos, a liberdade é, sem dúvida, a propriedade primeira de Deus, pois Ele não pode, sob nenhuma hipótese, ser coagido a exercer Seu poder para satisfazer as expectativas de Sua criatura.

"Façamos o homem à nossa imagem e semelhança" (Gên. 7, 26) significa fazer o homem livre, de tal modo que possa, inclusive, optar por se opor a Deus, seu criador, e a si próprio. Significa que ele deva ser senhor de seus atos, que prêmio ou castigo não sejam resultado de elementos de fora, mas fruto da procura de uma ação consciente e inicialmente libertadora.

Na verdade, o homem jamais desiste de ser livre. Às vezes, é livre à luz do dia, não temendo nenhum confronto; de outras, é livre pelo exercício escondido da própria liberdade diante do real, suposta ou culturalmente proibido; de outras, ainda, é livre numa forma penosa de se sentir respeitando os próprios desejos e sua própria condição de pessoa se humanizando.

A liberdade é como um rio se dirigindo ao mar: se esbarra com uma montanha, dá a volta; se encontra com a planície, corre calmamente; se encontra com o vale, vai descendo, saltando, formando corredeiras e até cachoeiras, sem jamais perder seu impulso de chegar ao mar e nunca retornar.

Encontrar-se, fazer contato, significa, antes de tudo, respeitar a própria liberdade e a do outro. Quando alguém não pode sentir-se livre para ser, tudo o mais perde encanto e graça, pois, para as pessoas que anseiam pela liberdade de ser, precisar agir a fim de satisfazer às necessidades dos outros é uma forma muito pobre de conviver com o próprio destino e liberdade.

Após um momento de silêncio, Pedro se levantou, como se quisesse terminar a conversa.

– Por que as pessoas não agüentam conviver com a liberdade do outro? Por que experienciam a liberdade do outro como desrespeito à própria liberdade ou ao próprio poder? Por que, para estar em harmonia com o outro, alguém precisa dar voltas, inventar histórias ou até renunciar ao exercício de sua liberdade? Por que o legítimo direito à liberdade tem, às vezes, de ser exercido às escondidas até para coisas simples e naturais?

Havia um tom de mágoa na voz de Pedro. Ele parecia fazer perguntas para indagações que talvez não fossem suas.

– Porque ninguém é ilha; porque, uma vez assumidos certos compromissos, nos impedimos de exercer nossos direitos plenamente; porque, quando se quer ser livre, não se devem formalizar laços permanentes, pois é difícil administrar comportamentos que incluem outros em nossas vidas, por medo, por inveja ou até por ignorância.

Angélica saíra de seu silêncio. Sua voz encerrava um certo tom de provocação.

– Na verdade, temos medo de nossa liberdade e da do outro; temos medo que a liberdade do outro nos contamine. A rigidez é um elemento às vezes destruidor de uma convivência que poderia ser rica, na razão em que ambos pudessem usufruir os bens que uma liberdade saudável fosse capaz de proporcionar. A verdade é que queremos exclusividade sobre as pessoas que dividem conosco o mesmo caminho, ainda que o caminho seja tortuoso e difícil.

Como sempre, Pedro era um conciliador. Era bom escutá-lo. Sua fala era simples, honesta, sem intenção de provar coisa alguma.

Na realidade, pensei, perdemos a dimensão libertadora da liberdade. Preferimos os ganhos do aprisionamento e do controle aos benefícios da liberdade de poder caminhar com alguém por caminhos distintos, embora sem perder o ponto de referência comum.

Nada, de fato, pode eliminar o sentido de liberdade presente no coração e no espírito de cada um de nós. Somos pessoas singulares. Não existe uma única cópia nossa em todo o universo. É essa a fonte máxima de nossa liberdade. Somente quando conseguirmos ser com o outro dois em uma só alma e tivermos conseguido a liberdade de renunciar a nós mesmos sem destruir nossa própria individualidade que nos obriga a ser livres, teremos alcançado o dom máximo da existência responsável.

Existir significa esculpir, pessoalmente, a cada dia, nossa imagem, nosso próprio projeto, porque:

Ninguém pode fazer isso por mim.

Ninguém pode caminhar meu caminho.

Ninguém pode me impedir de ser eu mesmo.

Ninguém pode me roubar o fato de ser único no mundo.

Eu, portanto, sou o único que posso abrir mão de minha liberdade, pois sei que, dentro de mim, jamais morrerá o impulso divino de me tornar livre à semelhança do meu Criador. Assim, após cada renúncia a que eu, de fato, não houver renunciado, ressurgirá em mim o sopro de liberdade que me fará retornar do caminho perdido e que me reconduzirá ao centro de mim mesmo, fazendo-me ressurgir, como a fênix, de minha própria impotência existencial.

~ 11 ~
Outro lado do Sermão da Montanha, as bem-aventuranças

As bem-aventuranças são um complexo paradoxo do amor de alguém a si mesmo, como um processo consciente de retroalimentação, que parte da privação de algo e produz um resultado que implica a superação de seu oposto. Supõem sempre uma relação de privação e abundância.

As bem-aventuranças são um processo de centragem interior, por meio do qual o organismo, como um todo, se autonutre a partir das próprias reservas, funcionando dialeticamente, porque, ao se nutrir da própria privação, encontra a abundância de vida.

As bem-aventuranças são um processo de contato com o sagrado de cada um, por meio do qual o organismo plenifica suas potencialidades, criando um movimento no qual um processo interior transcende o dado externo, produzindo uma energia de autocura, por meio de uma mudança paradoxal, pelo encontro cognitivo-emocional com seu oposto. É a abundância nascendo da carência, da privação.

As oito bem-aventuranças podem também ser consideradas os oito mandamentos da ecologia humana, por serem expressões claras de um comportamento que reverencia a dor, a pobreza, a mansidão e a pureza humanas, produzindo um processo de libertação e liberação internas. Elas contêm, como um processo, uma ética essencial e planetária, pelo incentivo a uma vivência interior que transforma a realidade perversa, fruto da violência, em um crescimento pessoal.

As bem-aventuranças juntam a prática e a teoria dos Direitos Humanos à prática e à teoria dos Deveres Humanos, porque estabelecem condições de vividade, de convivência e de ética humanas.

As bem-aventuranças são um fiel retrato do caminhar humano e planetário. Falam da pobreza, do choro, da dor, dos injustiçados, que são os grandes gemidos dos humanos e do planeta. Falam da mansidão, da misericórdia, da pureza, da paz, que são os grandes lenitivos de que os humanos e o planeta precisam para deixar de sobreviver e passar a supraviver neste início do Terceiro Milênio.

Eram cerca de quatro horas da tarde quando Jesus chegou a Cafarnaum, depois de uma longa caminhada de 40 quilômetros vindo do Lago Hulê. O sol se punha brilhante e colorido sobre as águas do Lago de Genesaré. Apesar do cansaço, Jesus resolve ir até às margens do lago. Tira as sandálias, caminha um pouco, lava os pés empoeirados, banha o rosto com a água fria de inverno, enxuga-o com as pontas de seu manto, e se assenta para um pequeno descanso num velho tronco de carvalho.

Como sempre, as pessoas o encontram ávidas por ouvi-lo e tocá-lo. E Ele, com belo sorriso, começa a falar livremente com as pessoas que o ouvem embevecidas.

O sol se punha lentamente. Apesar da disposição, podia-se notar, no rosto de Jesus, sinais do cansaço daquele dia.

Ele falava despreocupadamente quando Jacó, um fariseu que o vinha seguindo meio às escondidas, lhe pergunta, sem chamá-lo de mestre:

– Qual é o primeiro de todos os mandamentos? (Mt. 22, 34-41)

Jesus se põe de pé. O vento da tarde sacode seus cabelos castanhos. Seus olhos brilham com o fulgor de sua majestade. O timbre de sua voz parece ligeiramente alterado. Era como se Ele encarnasse o próprio Filho do Pai, e disse: "Ouve, Israel, o Senhor, nosso Deus, é o único Senhor; amarás o Senhor, teu Deus, de todo o teu coração, de toda a tua alma, de todo o teu espírito e de todas as tuas forças". E eis aqui o segundo:

Amarás o teu próximo como a ti mesmo. Outro mandamento maior que esse não existe (Mc. 72, 28-32).

Recolhe os braços e faz um gesto de profunda introspecção. Ele sabia que, naquele instante, havia mudado o rumo da história.

Olha para Pedro e pergunta, querendo se livrar um pouco do povo que se reunia:

– Posso hospedar-me em tua casa esta noite?

– Claro, Senhor, Tu a conheces, é uma humilde casa de pescador.

No caminho, Jesus pergunta pela sogra de Pedro, que ele havia curado de uma intensa febre, poucos dias antes (Mt. 8, 14-15).

Ela está bem, Senhor, e, certamente, ficará feliz de lhe preparar uma bela ceia.

Suzana, sogra de Pedro, esboça um grande sorriso ao ver Jesus entrar pela casa adentro. Raquel, mulher de Pedro, cumprimenta Jesus, fazendo-lhe uma reverência e recebendo o cajado que Ele sempre levava nas suas caminhadas.

Jesus se senta num pufe de couro de camelo e Pedro lhe traz água morna para lavar os pés e o rosto. Feitas as abluções de praxe, Jesus se acomoda, confortavelmente, e Raquel traz três pratinhos, um com tâmaras do Mar Morto, outro com azeitonas secas de Getsêmani, outro com queijo de leite de cabra e uma jarra com delicioso vinho de Caná e os coloca diante do Mestre.

O Mestre parece estar com fome e mistura livremente tâmaras e azeitonas; de vez em quando, saboreia o vinho tinto de Caná.

– Sabes, Pedro – pergunta Jesus, suavemente –, o que é o amor?

Pedro, que estava de pé, senta olhando o Mestre atentamente, e, de soslaio, para Raquel. Jesus espera Pedro se sentar e, com meio sorriso nos lábios, percebendo a dificuldade de Pedro, se cala, como se nada tivesse perguntado.

Raquel, porém, intervém e diz para seu marido:

– O amor, Pedro, é diferente do amar. O amor é um sentimento profundo que nasce do encontro do coração com a mente e com a vontade de fazer. Quando alguém é possuído por ele, se eleva a um alto nível de contemplação. O amor nos dá a consciência transformadora de quem nós somos, porque, quando amamos, desaparece a diferença entre a pessoa e o outro, e a pessoa se sente um com ele. As pessoas, Pedro, são feitas de amor, porque Deus é amor, e saímos Dele como fagulhas divinas em formas humanas.

Pedro olhava para o Mestre no mais absoluto silêncio, ele era só ouvidos. Estava perplexo com a fala da mulher. Não sabia como nem de onde aprendera tais coisas. E era sua responsabilidade ser depositário de tal doutrina, que ele expressaria, maravilhosamente bem, em suas duas cartas, escritas muitos anos depois.

Suzana se aproxima. Parece querer dizer alguma coisa, mas se cala ao ver o rosto concentrado do Mestre.

Jesus olha para Raquel e diz:

– Amar, Raquel, é fazer o amor interior de cada um acontecer em si, em primeiro lugar, depois nos outros. Amar é praticar a igualdade, a misericórdia, a compaixão, é dividir os dons, os talentos que o Pai colocou no coração de cada um. Amar é também fazer multiplicar os talentos, os dons.

– Por isso – interrompe Raquel –, disseste há pouco que amar é amar com o coração, com a alma, com o espírito, com toda força.

Pedro olha surpreso para Raquel, vendo sua coragem e até a intimidade com que interrompe a fala do Mestre.

– Sim, responde Jesus, amigavelmente. Amar com o coração é amar com a inocência de uma criança, sem medo da entrega, sem esperar vantagens; é amar com alegria, como se teu irmão fosse, de fato, uma parte de ti mesma.

Amar é amar com calor, com energia, com vibração pela vida, é deixar o sentimento, a emoção apontarem a estrada que é o outro, não se esquecendo que o outro é apenas o outro lado da medalha que és tu mesma.

Amar com o espírito é amar o universo todo e tudo no universo, é amar com a inteligência, com a vontade, com a memória, com poder de entrega e transformação, sem sonegar na troca, porque sonegar no amor é a pior ação que podes fazer contra ti mesma.

Sim, Pedro, e parece que Jesus antevia o futuro de Pedro, amar com força. O amor é forte, é ousado, é corajoso, vai sem olhar para trás, é decidido, destemido.

Um cheiro delicioso, vindo da cozinha, interrompe a fala. Jesus olha para Suzana, levanta-se e se dirige para a cozinha. Suzana o segue.

– Que cheiro delicioso – diz Ele para Suzana, e destampa uma grande panela de barro.

Jesus se sentia, de fato, em casa.

– Tens fome, Mestre? – pergunta ela.

– Sim, um pouco, andei muito hoje e já é tarde.

– A ceia será servida já e espero que gostes, Mestre. Preparamos uma sopa de lentilhas do campo, e postas de carneiro assado com ervas amargas.

O jantar foi servido. O Mestre estava descontraído e falava amorosamente. Quando todos terminaram, Ele disse:

– É tarde – sorveu um último gole de vinho e limpou as mãos com uma alvíssima toalha de linho. – O jantar estava ótimo. Amanhã temos muito trabalho.

Com um largo sorriso, disse: Obrigado pela ceia, e boa noite.

Pedro acompanha Jesus até seu quarto.

Eram dez horas da manhã seguinte. Jesus já caminhara alguns quilômetros. Caminhava em silêncio. Suas passadas eram largas e firmes. Respirava intensamente. Quando andava, observava tudo à sua volta: tudo é vivo para Ele, podia-se ver o prazer em seus olhos, e, pela expressão de seu olhar, parecia se encontrar e se encantar, a cada passo, com tudo que via, como se a natureza fosse para Ele uma grande novidade.

As pessoas perderam o hábito de sentir porque perderam o hábito de enxergar. Sentir é enxergar com o corpo e com a alma. Se conseguirmos sentir através dos olhos do corpo e da alma, veremos o mundo fora de nós como a beleza de um céu estrelado de mil emoções, de mil caminhos, como a majestade de uma floresta de mil árvores e mil sons, como a vida em potencial emanando de uma praça com mil pessoas, com mil corações cantando as mais variadas canções, e veríamos a nós mesmos como um imenso candelabro de mil lâmpadas, iluminando nosso próximo passo.

Primeira bem-aventurança

Jesus se dirigia a Tiberíades, mas antes faria uma parada no Monte Tabor, perto de Cafarnaum. Apesar do calor do dia, uma pequena multidão o seguia, curiosa de seus gestos, de sua fala, de seus milagres.

Depois de uma pausa para uma pequena refeição com mel, queijo de leite de cabra e pão, que ele trazia em seu alforje, dirigiu-se a uma pequena elevação e olhou firmemente para a multidão. Seus olhos eram tão penetrantes que cada um sentia que Jesus falava diretamente para ele.

Elevou os olhos ao céu e, com voz clara e firme, disse:

– Bem-aventurados os que têm um coração pobre, porque deles é o Reino dos Céus (Mt. 5, 3). Não ajunteis para vós tesouros na terra, onde a ferrugem e as traças corroem, onde os ladrões furtam e roubam. Ajuntai para vós tesouros nos céus, onde não os consomem nem as traças nem a ferrugem, e os ladrões não furtam nem roubam. Porque onde está o teu tesouro, lá também está o teu coração (Mt. 6, 79-22).

E olhando para um grupinho de fariseus que estava ali para observá-lo, fulminou:

– Mas ai de vós, ricos, porque tendes vossa consolação! Ai de vós que estais fartos, porque vireis a ter fome! Ai de vós que agora rides, porque gemereis e chorareis (Lc. 6, 24-26).

É interessante observar como as atitudes de Jesus eram claras, assertivas, centradas no aqui e agora. Fazia o que pensava e sentia, exercia plenamente sua liberdade, indiferente ao que as pessoas pudessem falar ou pensar. Optar pelas conseqüências de um gesto é o último momento de um ato de liberdade. Jesus não vivia em dois mundos, o dele e o dos outros. Seu mundo era o mundo à sua frente.

Mateus diz: "Bem-aventurados os que têm um coração pobre", isto é, limpo, desentulhado, aberto, simples, agradecido com o que surge, sem ganância, vazio de desejos materiais.

Lucas, no entanto (Lc. 6, 20), diz: "Bem-aventurados os pobres", e eu entendo "pobre" no sentido diferente de Mateus, isto é, pobre de dinheiro, de riquezas, de bens.

É difícil saber o significado exato dos termos "pobreza" e "pobre" na palavra de Jesus, mas em ambos a promessa é a mesma: "porque vosso é o reino de Deus". A abundância é sempre a contrapartida da privação. E essa é a tônica da Boa Nova em todas as bem-aventuranças.

A recompensa é função da liberdade de ação: quanto maior a liberdade, maior a recompensa interna e externa. Por um gesto obrigatório, se agradece; por gestos feitos de trocas na espontaneidade, se recompensa. Assim, a recompensa de uma pobreza, livremente aceita, pode ser o "Reino dos Céus" – que é paz de espírito, é iluminação, é abertura para o todo, é convivência com o sagrado, com o divino, é luminosidade interior na insustentável leveza de nosso ser.

Bem-aventurados os pobres de espírito e de bens materiais, isto é, aqueles que tomam consciência da liberdade interior, do poder criativo e criador que a despreocupação consciente pelos bens materiais lhes proporciona. O Reino dos Céus é o lugar do poder e da riqueza que não destroem nada e que não se podem destruir, porque se realizam no coração despreocupado de quem a dádiva máxima é ser e não ter, e que vivem a vida como ela é, um dom supremo.

Fica claro, na fala de Jesus, uma postura de ecologia humana, uma forma de equilíbrio entre dar e receber, entre agir e se emocionar, onde o eu e o mundo estão sempre experimentando um ao outro em busca de uma possível aliança, de uma complementação que permita a ambos ser, diferenciando-se, para poderem viver com qualidade.

Segunda bem-aventurança

Jesus olhava para o grupo, agora dezenas de pessoas, que o ouviam, e descobriu lá bem longe, completamente separados dos outros, um grupo de leprosos, e, elevando a voz até eles, disse:

– Bem-aventurados os que agora choram, porque serão consolados (Mt. 5, 4). Bem-aventurados os que agora chorais, porque vos alegrareis (Lc. 6, 27).

– Olhai as aves do céu: não semeiam nem ceifam, nem recolhem nos celeiros e vosso Pai celeste as alimenta. Não valeis muito mais que elas. Considerai como crescem os lírios do campo, não trabalham nem fiam. Entretanto, eu vos digo que o próprio Salomão, no auge de sua glória, não se vestiu como um deles. Se Deus veste assim a erva dos campos, que hoje cresce e amanhã será lançada ao fogo, quanto mais a vós, homens de pouca fé (Mt. 6, 26-31).

Jesus, ao falar da riqueza, da abundância, das preocupações materiais ou da dor, do choro, da privação, deixa claro que nada é sem efeito, ou melhor, que tudo influencia tudo, que tudo se interliga num ciclo mágico de ir e de vir, sem nunca passar pelo mesmo lugar.

Jesus não estabelece uma simples e ingênua relação causal tipo privação–prêmio, dor–alegria entre os acontecimentos da vida. Jesus não faz a apologia da pobreza, do choro; não é porque alguém chora que será consolado. A idéia é que por meio do choro, da pobreza, as pessoas descubram os caminhos do coração, no qual se encontram a alegria, o prazer, a fartura, o consolo.

"Bem-aventurados os que choram", porque sereis consolados, porque vos alegrareis. O choro é uma síntese maravilhosa dos três sistemas básicos do organismo. Só quando intelecto, coração e ação se harmonizam, o choro é possível. O choro é a mais límpida linguagem do coração, não importa se de prazer ou de raiva. As lágrimas são as águas batismais da purificação, que purificam encontros ou reencontros, verdades ou sensações perdidas, que só se deixam ver quando perdem a crosta que escondia sua beleza original.

O choro é fonte de consolo, de alegria, porque nasce de um processo de síntese interior. Ele registra algo que não passa pela crítica nem tem a permissão de nossos sistemas de controle. O choro, como bem-aventurança, nasce do encontro de uma verdade com uma emoção temida, procurada, sofrida, alegre, que controla o fluxo de energia vital, permitindo que a pessoa se liberte de uma prisão interior.

Consolar-se é, portanto, encontrar em si mesmo sua própria fonte de alegria. No mistério do choro existem raios de luz que envolvem o mais íntimo do ser, produzindo um contato transformador.

"Bem-aventurados os que agora chorais, porque vos alegrareis."

Às vezes, choramos antes que as coisas aconteçam; às vezes, choramos depois que as coisas acontecem. Quase sempre esse chorar vem acompanhado de culpa, de dúvidas, e é fruto de nossa impotência diante do passado ou do futuro.

Chorar o aqui e agora é um choro de confronto, pode envolver amor e ódio, alegria e tristeza, mas é sempre um choro transformador. Essas lágrimas funcionam como lubrificante que permite duas realidades se encontrarem, se reconhecerem e até se escorregarem uma pela outra, podendo a alegria e o riso serem frutos naturais desse encontro.

Assim, num processo dialético, podemos encontrar na pobreza a riqueza do Reino dos Céus; no choro, a seiva da consolação; e na mansidão, a força divina.

Terceira bem-aventurança

Jesus olha calmamente para os montes, para os campos de trigo, para a vegetação abundante mais ao longe, margeando o Rio Jordão, e, dando uma cadência quase de alegria à voz, proclama:
– Bem-aventurados os mansos, porque eles possuirão a terra (Mt. 5, 5). Tendes ouvido o que foi dito: olho por olho, dente por dente. Eu, porém, vos digo: não resistais ao mal. Se alguém te ferir na face direita, oferece-lhe a outra (Isto é: tende espírito de suavidade, de paciência e fugi à vingança) (Mt. 5, 38-40). Tendes ouvido o que foi dito: amarás teu próximo (os de Israel) e odiarás teu inimigo (os estrangeiros), eu, porém, vos digo: amai vossos inimigos, fazei bem aos que vos odeiam, orai pelos que vos maltratam e perseguem. Desse modo sereis os filhos do vosso Pai do céu, pois Ele faz nascer o sol tanto sobre os maus como sobre os bons, e faz chover sobre os justos e sobre os injustos. Se amais apenas os que vos amam, que recompensas tereis? (Mt. 5, 43-46)

Jesus cria uma situação paradoxal: é sendo manso que se é poderoso. É a força dominadora da mansidão. A mansidão é um estado interior de absoluto respeito por si mesmo, um estado de plenitude interior, de passividade atenta; por isso, a pessoa mansa, quando desrespeitada, não se aflige, não sofre, porque ela é senhora de si mesma, suas reservas interiores a fazem superior à força da violência.

A violência, ao contrário, não é força, é fraqueza. A violência, como emoção, surge quando alguém não conseguiu perceber os próprios limites ou não conseguiu ver no outro uma diferença que lhe permite lidar com ela, sem perder o controle. Ela precisa matar o mundo exterior para se sentir inteiramente forte, cheia, vitoriosa, livre.

A mansidão, ao contrário, envolve desapego, um vazio fértil interior, um bastar-se inocente, um nunca avançar além de si mesmo. Por isso, a pessoa mansa se sente sempre em seu lugar, não importa onde esteja. Não se sente perdida, porque não se preocupa onde está. Quando não se deseja nada, se possui tudo. A mansidão tem algo a ver com uma espera consciente, porque não sai correndo atrás do que corre dela, porque contempla a realidade com os olhos do aqui e agora, porque acredita que quem planta amor não colhe ódio, porque tem uma confiança ecológica de que, no universo, tudo está ligado a tudo na produção de uma consciência comunitária transformadora.

A mansidão é assim. Lança profundamente suas raízes no coração do outro, não importa quem seja, e aí descobre que o Deus da força e da coragem mora ali.

Os mansos possuirão a terra pela doçura, pela suavidade, pela atenção cuidadosa, pelo entregar-se despreocupado; nessas condições, a terra também se entrega aos mansos, porque nada tem a temer deles.

Pela mansidão se é senhor da terra, sem ser seu dono. A mansidão respeita o direito do outro, as diferenças entre as pessoas, o desejo de ir à frente, porque ela sempre chega a tempo. A mansidão é paciente, é humilde, porque acredita que as pessoas, tarde ou ligeiro, se esbarrarão com a verdade das coisas e com a verdade delas mesmas, e aprenderão que a paz e a justiça são frutos da mansidão.

Quarta bem-aventurança

Além da altura desproporcional aos homens de seu tempo, duas coisas chamavam a atenção na figura do Mestre: seu olhar e suas mãos. Seu olhar era tranqüilo e inquietante, doce e indagador. Não havia como olhar para ele sem que se sentisse imediatamente visto por ele. Suas mãos, grandes e fortes, convidavam ao encontro, pareciam falar por meio de gestos extremamente sincronizados com o que falava.

Olhou para um grupo de publicanos e disse:

— Bem-aventurados os que têm fome e sede de justiça, porque serão saciados (Mt. 6). Não julgueis e não sereis julgados. Porque do mesmo modo que julgardes, sereis também julgados, e com a medida com que tiverdes medido também sereis medidos (Mt. 7, 7-3).

E, virando-se para os fariseus, completou:

— Ninguém pode servir a dois senhores, porque ou odiará a um e amará outro, ou dedicar-se-á a um e desprezará o outro (Mt. 6, 24).

Permito-me fazer uma pequena distinção na fala do Mestre. No plano humano, existem pessoas que não julgam e são julgadas por outros. O Mestre, com certeza, está pensando não em tribunais humanos. Ele convida à transcendência do amor que não julga, que respeita o outro assim como Ele respeita. "Se amardes como Eu amo, não julgareis, como também Eu não julgo." A luz que está dentro de cada um será sua mestra, seu juiz. Se tiverdes de julgar, julgai, atentos não a uma dimensão humana pessoal, mas à dimensão humana daqueles que julgais e, nesse caso, não estareis julgando, mas explicitando o outro para ele mesmo.

Jesus, aparentemente, estabelece uma lógica estranha: não julgueis e não sereis julgados. É quase impossível não julgar. É como colocar um peso no prato de uma balança e pedir que o fiel da balança não se mova. Ao contrário, julgar a si ou ao outro é seguir o fiel da balança e obedecê-lo. Não julgar é permitir que o fiel da balança fique no meio, quando, de fato, deveria pender para um dos lados. Julgar é colocar a justiça, isto é, o direito do outro em um prato e, em outro, a ação em julgamento. Julgar não é dar opinião, é ler a marca do fiel da balança e pronunciá-la. Julgar não é condenar, julgar é mostrar o equilíbrio ou o desequilíbrio entre uma ação e seu efeito. Condenar é um ato que parte da justiça e termina numa lei que regula comportamentos. Parece que a fala do Mestre pode assim ser entendida: Não condeneis, sem uma ação de justiça anterior.

Quando o Mestre diz "Não julgueis e não sereis julgados", parece que diz: Olhai, vede e permanecei em um estado de contemplação diante da realidade. Assim a realidade virá a vós. Julgar é sair de si e ir até a realidade. Contemplar é ficar em si e aceitar a realidade vindo até nós, se transfenomenalizando. Não julgueis. Contemplai, pois contemplar é alargar os olhos do espírito. Só o Pai julga, porque o Pai e a realidade são uma coisa só.

"Sereis medidos com a mesma medida com que medirdes", isto é, não é que os outros nos medirão com a medida com que nós os medimos, e sim que nós mediremos a nós mesmos com a mesma medida com que medimos os outros. Somos os mais severos juízes de nós mesmos. Essa é a verdadeira justiça, nem mais nem menos. Eu sou a medida de mim mesmo, e tudo que sai de mim tem a minha medida; portanto, "Não julgueis", porque nunca tua medida será a medida de teu irmão, e, se errares ao medi-lo, estais medindo a ti mesmo erradamente.

"Não podeis servir a dois senhores": a ti e a outro, por isso o Mestre nos dá a verdadeira medida do amor. "Amarás o teu próximo como amas a ti mesmo" (Lc. 6, 31). Não existem, portanto, duas medidas, nem no amor nem na justiça. A justiça é o primeiro momento do amor. O amor é a justiça feita com o coração.

"Bem-aventurados os que têm fome e sede de justiça, porque serão saciados", isto é, bem-aventurado aquele que se olha, que se descobre, que sente o seu tamanho real, que se valoriza, que se dá o próprio direito, que vê o outro como vê a si mesmo, porque esses serão saciados: terão paz interior, paz de espírito, e a terão em abundância.

O avaro, o egoísta, o orgulhoso, o manipulador morrerão de fome, porque eles não têm sede de justiça. A bem-aventurança é: na razão em que tiverdes sede, sereis saciados. Muita fome, muitos dons; pouca fome, mãos vazias. Quanto mais descobrimos nossa beleza, mais tesouros encontraremos dentro de nós. "Vós sois Deuses", dizem os Salmos (Jó. 70, 33-37); só nos resta, portanto, explorar, humildemente, nossa própria divindade.

Não denegrir; portanto, não prejudicar, não usurpar; dar a quem tem para receber, receber de quem tem para dar, trocar com quem está em falta ou em abundância; viver ecologicamente, como faz a Mãe Terra que, sem distinção, reparte seus dons generosamente com todos aqueles que a amam, respeitosa e adequadamente, num processo permanente de auto e heterorregulação, sejam eles plantas, bichos, homens ou elementos da natureza.

Quinta bem-aventurança

Olhando para o Mestre, via-se que sua emoção mudava quando ele anunciava uma bem-aventurança. Ele punha na voz uma autoridade que não deixava dúvidas: ele estava mudando valores, confrontando certezas, chamando as pessoas a uma responsabilidade nova, estabelecendo um verdadeiro relacionamento entre a pessoa e o meio em que vive. Deixava claro que meio e pessoa não podiam ser vistos isoladamente.

Quando disse: "Bem-aventurados os misericordiosos", sua voz era só suavidade, ternura, convite ao encontro. Quando diz: "Sede misericordiosos, porque vosso Pai é misericordioso", eleva os olhos ao céu, esboça um ligeiro sorriso, como se, por um instante, ele rompesse o véu de sua humanidade e se encontrasse com a divindade do Pai, para em seguida deixar seus olhos caírem promissoramente sobre a multidão e completar: "Porque alcançareis misericórdia".

— Bem-aventurados os misericordiosos, porque alcançarão misericórdia (Mt. 7). Sede misericordiosos, como vosso Pai é misericordioso (Lc. 6, 36).

A misericórdia é uma bem-aventurança do coração. Inclui um profundo sentimento de compaixão, de empatia, de vibração pelo outro.

A justiça é fria, a misericórdia é quente, é fruto de uma comunhão com a energia do outro. A misericórdia transcende a justiça, é seu transbordamento. Na misericórdia, se dá ao próximo aquilo a que ele tem direito e mais um pouco pelo encantamento, pela comunhão com o outro.

Se um professor, vendo o esforço constante de um aluno, seu desejo de se desafiar, de crescer, lhe dá nota oito em uma prova pela qual mereceu sete, ele praticou a misericórdia, pois a misericórdia celebra a humanidade do outro no que ela tem de busca, de reparação, de incentivo.

Sendo Deus a riqueza, Ele não poderia se contentar em ser apenas justo, pois a justiça é pobre, a misericórdia é rica.

A justiça vem da cabeça; a misericórdia, da cabeça e do coração.

A misericórdia é generosa, é pródiga, não deixa por menos, dá sempre mais, experiencia o que tem direito, é franca, transcende a justiça, o aqui e agora, não se contenta com pouco.

O misericordioso está em grande sintonia consigo e com o mundo fora dele. Não mente, é corajoso.

Vejamos alguns exemplos nos quais Jesus exerce essencialmente a misericórdia.

Impressiona, quando se observa atentamente a figura de Jesus: ele não deixava nada inacabado e era extremamente claro no que dizia, como mostrava suas emoções — ele derruba as mesas dos vendilhões do templo (Lc. 79, 45-47), chora no túmulo de Lázaro (Jó. 77, 7-45), tem medo em Getsêmani (Lc. 22, 39-47), reclama na cruz (Mt. 26, 36-44), confronta os fariseus (Mt. 23), almoça com os publicanos (Lc. 19, 1-77), deixa uma pecadora famosa tocá-lo, lavando-lhe os pés (Jó. 72, 7-9), brinca com as crianças (Lc. 9, 46-49; Lc. 78, 75-78).

Exercia plenamente sua liberdade, sem medo. Não que Ele não tivesse medo, mas não vivia em estado de medo. Corria riscos, sabendo que poderia ser preso a qualquer instante. Ele viveu o tempo todo a morte do medo e não o medo da morte.

Quando olhamos a alma de Jesus, vemos total clareza, limpeza, leveza. Era como se Ele nos dissesse: fazei o que eu faço, minhas ações são minha linguagem, sem discrepância, sem dissonância.

Ecologia da misericórdia é isso: é ser inteiro, sintonizado com o mundo, sem suspeita, sem contradição, o mais absoluto respeito por si e pelo outro, pessoa ou coisa, e, a partir desse patamar, transcender.

— Dizei somente "sim", se é sim; "não", se é não. Tudo que passa além disso vem do maligno (Mt. 5, 27) — completa Jesus.

A misericórdia move um tipo de aliança entre o sim e o não; embora ela seja a separação do dualismo sim e não, pois ela é o transcender da totalidade, nela se vê, absolutamente, além das aparências.

Sexta bem-aventurança

O Mestre parecia querer concluir sua fala. Levanta-se, dá alguns passos, toma seu alforje, tira dele um odre de água e bebe calmamente. Senta-se no velho tronco de carvalho, coloca a mão sobre a cabeça de uma criança, sentada ali aos seus pés, e diz com infinita ternura:

— Bem-aventurados os puros de coração, porque eles verão a Deus (Mt. 5, 8).

Imagino que o Mestre tenha uma predileção especial pela pureza do coração, porque é a única bem-aventurança que Ele liga diretamente à visão de Deus, e cuja recompensa imediata é o contato direto com Deus.

Penso que a pureza tem a ver com a essência das coisas; quando se vislumbra a pureza de algo, descobre-se um aspecto divino entremeado na natureza do homem.

A essência das coisas são como fagulhas divinas constituintes do ser; por isso, quando damos existência à essência das coisas, adulteramos sua natureza, introduzindo nelas categorias humanas de ampliação de compreensão da realidade. Nesse sentido, a pureza se opõe a qualquer tipo de adjetivação. Quando se adjetiva um objeto: "casa grande, homem bom", precisamos de um parâmetro para nos fazer entender: o que é grande, o que é bom. Pureza é o sem casca, sem máscara, sem roupa, sem maquiagem. Pureza é o olhar silencioso de uma criança que, sem falar nada, vê tudo, está inteira nos olhos e no olhar.

Assim, puro de coração é aquele para quem a realidade é vivida só e como realidade, não importa se uma coisa, um fato, uma pessoa, como expressa Fritz Perls: "uma rosa é uma rosa, nada mais do que uma rosa", tudo que passa disso é a "impureza" da rosa, pertence a nós, não a ela.

A pureza, então, é um processo ou um estado no qual paramos na contemplação do objeto e ficamos ali, desvendando, até nos consumirmos nele. Pureza é olhar para a essência das coisas e permitir que ela entre em nosso ser sem julgamento, sem *a priori*.

Talvez essa seja a mais difícil das bem-aventuranças, porque estamos tão contaminados por valores, por histórias, que nosso olhar para o outro é sempre contaminado de nós mesmos. Quando vemos a existência das coisas e a transcendemos, atingimos uma neutralidade quase absoluta, uma indiferença dinâmica, entramos na atmosfera do sagrado. A recompensa por essa atitude de neutralidade quase absoluta e de indiferença dinâmica é a visão de Deus.

A pureza nos permite vê-Lo na essência das coisas e a essência das coisas nos remete à Sua visão.

A meditação, nesse contexto, se torna um instrumento que pode nos conduzir à pureza pelo abandono dos detalhes, dos entulhos que acompanham nossas coisas, porque nos permite chegar até a essência mesma das coisas que nos transporta da meditação à contemplação, e dessa à visão de Deus.

Bem-aventurados os puros de coração, os simples, os inocentes, os crédulos, os confiantes, os sem malícia, porque, sem saber, vêem as coisas assim como Deus as fez. Eles têm Deus por antecipação. Os puros de coração, vendo as coisas como Deus as vê, O vêem nelas como Ele as vê, simplesmente.

Sétima bem-aventurança

No meio da multidão, havia um grupo de soldados romanos. Pertenciam a um esquadrão que vigiava o trecho entre Cafarnaum e Tiberíades. O Mestre já os encontrara, algumas vezes, em suas caminhadas. Apesar de gentios, olhavam com simpatia o grupo do Mestre e jamais o intimidaram.

Foi olhando para eles que Jesus disse:
– Bem-aventurados os pacíficos (pacificadores), porque serão chamados filhos de Deus (Mt. 9).

Essa bem-aventurança, de acordo com textos originais, pode ser traduzida por: "Bem-aventurados os pacíficos ou bem-aventurados os pacificadores".

Na realidade, penso que as duas coisas se equivalem, porque, para que alguém seja um pacificador, deverá já ter descoberto a paz dentro de si mesmo, deverá já ter encontrado a fonte de paz que é o amor a si mesmo e ao outro, deverá já ter descoberto a justiça interior dos puros de coração, porque a paz é fruto da justiça, e essa, fruto do amor.

Paz, justiça e amor é a trilogia que transforma o filho do homem em Filho de Deus.

"Bem-aventurados os pacíficos" é um apelo à calma, à interioridade, à reflexão, ao encontro consigo mesmo. "Bem-aventurados os pacificadores" é um apelo à ação, à mudança, à criação de condições humanas dignas do planeta.

Deus é pacífico e pacificador. Por isso, distribui, generosamente, entre seus filhos os dois dons: o da paz e o da guerra. Ele mesmo diz: "Não penseis que vim trazer a paz, vim trazer a guerra" (Mt. 7, 34-37), que põe, de um lado, o amor por si e pelo planeta, e, de outro, a destruição, o ódio a si e ao planeta.

"Quem não é comigo é contra mim", diz o Mestre. "Não podereis servir a dois senhores" (Lc. 76, 73-74), continua. Não há como ficar neutro diante de Deus, porque Ele é o Senhor da Paz e da Guerra. Nele existe a mais radical das unidades. Como Ele não pode se dividir em si, porque é essência pura, as existências que dele emanam, emanam em forma de paz ou em forma de guerra. É no coração do homem que essa divisão ou opção se faz, que se faz a justiça para os mansos e a guerra para os pseudo-senhores de si mesmos e da terra, os que não descobriram o dom da paz.

Deus não é causa da guerra, mas é a maior ocasião, porque assim como a paz é o encontro do homem com o coração de Deus, assim a guerra é a expulsão de Deus do coração do homem. Aí o desastre, o caos total pode acontecer. Deus é o parâmetro a partir do qual nascem a paz ou a guerra.

Os mansos verão a Deus. Os pacíficos e pacificadores serão chamados de filhos de Deus. Esse é mais um novo paradigma para o

Terceiro Milênio: mansidão e paz na Terra como trilhas sagradas para conduzir a Deus. Deus não se encontra no tumulto, por isso mansidão e paz são formas silenciosas de ação, nas quais Deus mora por excelência e nas quais pode facilmente ser encontrado pelos que o procuram, querendo, de fato, senti-lo.

Oitava bem-aventurança

As pessoas estavam extasiadas diante da novidade do ensinamento do Mestre, e por elas passariam a vida ali, à margem do lago, a escutar Jesus.

O Mestre vinha de um longo trabalho, como o de quem lança os alicerces de uma casa, construída em local extremamente difícil. Ele sabia que seu tempo era limitado, que sua obra era difícil, que construir uma nova atitude com relação ao amor, como instrumento máximo de relacionamento humano, era muito difícil; por isso, a energia mágica de sua voz era o instrumento para tocar a alma das pessoas.

Levantou-se, olhou a multidão para dar seu último e talvez mais difícil recado, olhou para algumas mulheres que o acompanhavam e depois para um grupo de sacerdotes da sinagoga de Cafarnaum, e disse:

– Bem-aventurados os que sofrem perseguição por amor da justiça, porque deles é o Reino dos Céus (Mt. 5-10).

Acho que esses perseguidos por amor da justiça têm o amor especial do Mestre – e aí eu penso em John Kennedy, Martin Luther King, Gandhi, Che Guevara, Dom Hélder Câmara, Chico Mendes, João Paulo I, o juiz Leopoldino Marques do Amaral, Dom Pedro Casaldáliga e tantos outros, no passado e no presente, perseguidos e mortos pelo amor à justiça, pelo amor aos excluídos, aos pobres, aos sem-terra, aos sem rumo, aos sem-teto, a todos aqueles que sofrem de amor para que se estabeleça no mundo um reino de fraternidade, de ética, de confiança e respeito pelos outros.

Quando penso nesses milhões de irmãos que, ao longo dos séculos, formaram o Reino de Deus na terra e que lhes é prometido o Reino de Deus nos céus, me pergunto de onde lhes vem tanta coragem, tanta clareza, tanto ânimo na luta de até morrerem pelo ressurgir de um mundo melhor.

Penso que a resposta pode estar nestas palavras de Cristo falando com a samaritana: "Chegará o tempo em que os verdadeiros adoradores não adorarão nem em Jerusalém, nem no Monte Garisin, mas adorarão em espírito e em verdade" (Jó 4, 27-27).

Os amantes da justiça adoram com o coração, com a alma, com a força de seus corpos; não precisam de palácios, templos, porque se transformam eles mesmos nos palácios e templos da natureza e neles a natureza se recapitula, à procura da verdadeira seiva, da verdadeira nutrição.

Eles sabem que seu corpo é o mais legítimo templo do sagrado, do divino, da natureza, e é nessa consciência que eles encontram força para amar a justiça até a morte.

Os céus estão dentro deles e, em seu próprio corpo, eles contemplam a Deus – por isso nada os detém: o Senhor é seu pastor, é sua maestria, sua força.

"Se tiverdes fé como um grão de mostarda e disserdes a este monte: salta-te daqui, ele vos obedecerá" (Lc. 17, 5-1). Ter fé é aceitar Deus plenamente, é possuí-lo aqui e agora. O amor contém a fé, a fé decorre do amor, por isso é impossível ter fé, quando não se ama; mas, como não se pode ter fé no que não se conhece e, além disso, só se ama o que se conhece, entendo que a fé é função do amor. O amor é, portanto, a força que nos faz transportar montanhas, e a fé o instrumento da visibilidade do amor. Primeiro aprende-se a amar, e, depois disso, a fé chega de mansinho, silenciosa.

São tantos os que denunciam o mal, sofrem perseguição por amor da justiça, são ameaçados, mantêm a denúncia e são executados... Só posso imaginar que são invadidos por um êxtase sagrado, por uma comunhão no divino, por uma quase identidade entre eles e Deus – identidade que só o amor produz entre os amantes, amantes que se sustentam na fé um do outro.

Esses mártires se extasiam diante da beleza que emana da justiça. Sobem o Monte Tabor, constroem a tenda da Transfiguração, divinizam-se, e aí nada mais importa, senão a visão do divino. Morte e vida passam a ser complementares. Nesse estado, eles contemplam os céus abertos, como Estêvão (Atos 7, 54-60), apedrejado nos primeiros dias do cristianismo; e então eles morrem a morte do justo, vivendo para sempre a vida do amor por meio da fé, selada na mais perfeita e plena amorização entre pessoa–natureza–Deus.

Esses mortos por amor à justiça são herdeiros diretos e naturais do Reino de Deus.
Olhou para os apóstolos e disse.
– Vamos, chega por hoje.
Bem-aventurados, portanto, todos os que vêem a Deus na beleza de uma árvore, no rumor de uma cachoeira, na força de um tufão, na impetuosidade de uma enchente, nas lágrimas de uma criança faminta, nos movimentos trêmulos de um velho, no sofrimento de uma prostituta, num cão agonizante, na hóstia consagrada, na aurora de um novo dia, porque eles não precisam de Deus amanhã, eles já O possuem hoje e Ele se transforma na sua força máxima, no seu dom supremo.
E continua: "Assim, resplandeça a vossa luz diante dos homens, para que vejam vossas boas obras e glorifiquem o Pai que está nos Céus" (Mt. 5, 7-6).
O Sermão da Montanha chegara ao fim. O Mestre nos havia premiado com uma das mais belas de suas mensagens, mas ainda faltava algo. Ele quer nos premiar com o título de irmãos, pois só entendemos de fato o que é amor quando somos capazes de olhar para as pessoas e, sem distinção, nos sentirmos irmãos e irmãs, filhos e filhas do mesmo Pai.
Para terminar, Jesus eleva os olhos e os braços aos Céus. E diz – quando rezardes, rezai assim:
– Pai nosso que estais no céu, santificado seja o vosso nome; venha a nós o vosso reino; seja feita a vossa vontade, assim na terra como no céu. O pão nosso de cada dia nos dai hoje; perdoai nossas ofensas, assim como nós perdoamos aos que nos têm ofendido; e não nos deixeis cair em tentação, mas livrai-nos do mal (Mt. 6, 9-74). Amém.
Um vento frio balança suavemente o manto de Jesus. Ele cobre a cabeça, olha amorosamente a multidão, sorri e se afasta com os apóstolos.

~ 12 ~
Do amor

O dia amanheceu nublado e frio. A névoa cobria o Morro da Baleia. Só o vento, sibilando pelas gretas das janelas, quebrava o silêncio daquela manhã calma e aconchegante. Uma chuva fina molhava, suavemente, a grama e algumas plantinhas que havíamos cultivado no dia anterior.

Fui até a cozinha. Fiz um café gostoso e esquentei um ovo caipira. Um pedaço de queijo fresco e alguns umbus completaram meu café da manhã.

Nos quartos, as pessoas ainda dormiam tranqüilamente.

Eram sete horas da manhã. Não tinha pressa de acordá-las. Penso que os indivíduos, algumas vezes, precisam desse tipo de sono que só um ambiente privilegiado de uma fazenda, perdida no coração da Chapada dos Veadeiros, pode oferecer.

Eu estava feliz de ser o guardião do sono daquelas pessoas tão queridas ao meu coração.

Eram nove horas quando nos dirigimos ao templo, recém-construído.

A chuva continuava caindo, fina e lentamente, nos convidando a um passeio pela alma de nosso coração.

O templo tem a forma octogonal. Foi construído ao estilo de igrejas bizantinas e mudéjares e do Santo Sepulcro, em Jerusalém, que também tem a forma octogonal. É todo em pedra maciça. Tem no centro do telhado, no topo, como também no centro do salão, um cristal de rocha.

Tem sete janelas, e sete degraus nos levam ao seu interior. Nenhuma decoração, exceto alguns tapetes e almofadas para conforto das pessoas que lá se sentam no chão.

A praça da fazenda está colocada no lado leste da propriedade, que está assim planejada: de leste para oeste: o depósito, a casa do caseiro com o pomar, o altar do fogo para nossas fogueiras nas noites frias da Chapada, a casa-grande, a pirâmide aberta em quatro lados, encimada por um cristal, e o templo. Eu chamo essa configuração de "Caminho do Sol", porque forma uma linha por cima da qual o sol caminha. É uma geometria sagrada; na quarta semana de março e de setembro, ou seja, na mudança das estações, quando o sol e a lua nascem, eles iluminam diretamente o vão central do templo, colocando seus raios diretamente pela porta de entrada. Isso só acontece duas vezes ao ano, nestas duas semanas. Esse fenômeno foi fruto de um cuidadoso estudo geométrico com relação à posição do sol ao nascer.

Sentamo-nos, cômoda e displicentemente, e a conversa rola macia à procura de um ponto, de um lugar onde parar e contemplar ao derredor.

Trata-se de um grupo de mulheres que, desde muito, desejavam um momento para uma reflexão aprofundada sobre a natureza do amor e do gostar. Uma proposta para ampliar um tema que tem, em seu bojo, a procura do verdadeiro sentido da presença da mulher no mundo e a tentativa de conhecer melhor a problemática da relação feminino-masculino.

Milhões de idéias, de lembranças, de temas vêm-me à mente ao sentir tão de perto essas pessoas, reunidas nesse templo de pedra que é a realização de um velho sonho.

Olhando para esse querido grupo, vem-me à mente, como disse, entre muitas idéias, uma na qual jamais pensara, e resolvo colocá-la para o grupo, dando, meio formalmente, início ao nosso grupo temático.

As questões religiosas fizeram sempre parte da cultura e desenvolvimento de todos os povos. A prática religiosa determinava, muitas vezes, a cultura de um povo. A cultura, num segundo momento, se tornava o instrumento ético e estético do comportamento das pessoas. Mais atualmente, estou pensando no cristianismo, que chega e provoca uma profunda mudança no mundo da época, sobretudo no universo romano. Dando asas ao meu imaginário, penso como teria sido a evolução religiosa e política do mundo ocidental se o mistério da Trindade Católica fosse de um Pai, de uma Mãe e de um Filho numa só natureza divina, como tinham os egípcios e outros povos.

– Imaginem também que, em vez de o Filho de Deus ser um Homem, fosse uma Mulher. Escolhamos um nome bem judeu para Ela: Sara. Teríamos assim: O Pai, a Filha, Sara, e o Espírito Santo. Nossa Trindade seria constituída do Pai, da Filha e do Espírito Santo, que é o princípio feminino de Deus, a grande Mãe, como hoje pensam alguns teólogos, ou simplesmente: O Pai, a Mãe e a Filha, uma família, unida pela unidade da natureza divina: O Deus Pai, a Deusa Mãe e a Deusa Filha.

– Olha – diz Martinha, sorrindo –, teríamos vivido uma outra história religiosa e talvez política.

– Imaginem – continuo – como teria sido a história dos três únicos povos monoteístas (judeus, árabes e cristãos), se adorássemos uma Mulher, Sara, em vez de um Homem, Jesus. Como teria sido a evolução do mundo, na sua economia, na arte, na paz e na guerra, se tivéssemos uma Mulher, filha do Pai, e não o Homem, Jesus.

Por que será que, no Mistério da Trindade Cristã, Deus escolheu ter um Homem e não uma Mulher? A natureza divina presente no Homem-Deus-Jesus seria exatamente a mesma presente na Mulher-Deusa-Sara. Para Deus não teria feito nenhuma diferença, só para nós. Posso imaginar que as conseqüências ou a decorrência de tal mudança teriam produzido um mundo completamente diferente: um mundo feminino e não masculino, como tem sido desde o início da história da humanidade.

– A título de exemplo – Martinha retoma a palavra – penso na Igreja Católica, que se teria organizado em torno da Deusa: papa, bispos, padres mulheres e homens. Será que em vez do culto a um Deus-Homem, o culto a uma Deusa-Mulher teria feito a Igreja Católica, o mundo judaico-cristão e talvez o Ocidente caminharem no espírito do feminino? Proteção, gratuidade, convivência, cuidado, ternura, atributos mais femininos que masculinos, dado que o mundo atual é pautado em atributos masculinos?

Martinha estava sentada a meu lado e parecia interessada em continuar minha provocação, embora as outras pessoas me olhassem um tanto surpresas com o início da conversa.

Minha hipótese é uma hipótese – nada ofensiva a Deus e muito menos à fé das pessoas, penso. Deus, no entanto, escolheu que seu Filho seria Homem e que se chamaria Jesus. Sei também que não posso atribuir apenas a tal fato os desmandos da humanidade, sobretudo da humanidade masculina, sempre dominadora do mundo e da mulher. Sei também, e apenas, que o mundo seria diferente.

Lá fora, o vento frio continua soprando e a garoa molha suavemente a terra.

É... Os pensamentos, as idéias deviam sempre "garoar" em nossas mentes, para facilitar o nascimento de idéias que, como grãos lançados à terra, adormecem e depois ressuscitam em forma de planta, podendo umedecer nosso cérebro, endurecido pela seca da cotidianidade de nossos pensamentos e ações. Fantasiar uma hipótese diferente para a história religiosa do mundo ocidental nos leva a uma série de reflexões, no mínimo deferente.

Embora saiba que esse assunto tenha muita "sustança", e que tem a ver com a questão do amor, sei também que esse assunto nos levaria a outras paragens que, momentaneamente, não são as que desejamos discutir.

Faço um pequenino silêncio, como o lavrador que, semeando sua semente com a matraca, dá uma paradinha entre uma cova e outra, sabendo, porém, que a semente vai nascer... e recomeça a plantar.

– Nossa proposta – recomeço pausadamente – é uma reflexão sobre a natureza do amor. Pode parecer estranho que esse tema seja discutido apenas com mulheres. De uma maneira simples: a mulher mais que o homem encarna o amor em todas as suas formas.

– O amor – diz Patrícia, tentando organizar seus pensamentos – é um processo, uma construção, um estado, uma virtude, uma energia.

É! Como é difícil definir o amor. Vou lá no evangelho e procuro ajuda. Procuro ver e entender como o próprio Jesus, que nos dera um novo mandamento, o do amor, lidava e definia o amor.

E continuo a pensar, no meu jeito muito pessoal de lidar com a dúvida:

– O mandamento divino do amor desvela algo que é inato em nós, mas que precisa ser descoberto e, quando redescoberto, precisa ser cultivado. Não nascemos amando e nem o nascer é fruto necessário do amor, embora o nascer seja meu primeiro momento de amor, meu primeiro momento de encontro com a vida. O amor não é um gesto, embora existam muitos gestos de amor. Amar supõe um encontro ontológico comigo, em primeiro lugar, pois, para amar, tenho de ser, e ser o primeiro e o mais radical amante de mim mesmo. Sou também, e então, cronologicamente, minha primeira fonte de amor. Primeiro me encontro, pois, se não me encontro, perdido de mim mesmo, não encontrarei a estrada que me leva ao outro.

O amor é, em primeiro lugar, um encontro dentro, um olhar profundo, complacente, reverente, para com minha própria alma, tentando dar um nome, um sentido a ela. Quando me enxergo, neste primeiro instante existencial, consigo, através do meu olhar, enxergar o outro. Quando não me enxergo, vejo o outro como uma figura desfocada, como a visão do motorista, em noite de neblina, trocando os faróis alto e baixo para se localizar e descobrir os detalhes da estrada.

– Estás dizendo – interrompe Márika – que o amor é, por natureza, relacional, que ninguém é ilha e que amar é olhar para fora de si mesmo e se encontrar com o diferente?

– Na verdade – continua ela, no seu jeitinho carinhoso de falar – o Senhor fez do Amor o primeiro e maior dos mandamentos, e o explicita: "Amarás teu próximo como a ti mesmo" (Lc. 6, 31). Por isso, é próprio do amar sair de si e encontrar o outro, mas o amor não é, essencialmente, um olhar para o outro, e sim um olhar para si mesmo e, nesse olhar a si mesmo, enxergar o outro. Se não me enxergar primeiro, não terei olhos para ver o outro, porque a beleza do amor está no transcender do olhar, pois, quando, de fato, olho o outro, descubro nele tudo que sou e muito mais, tudo aquilo que não sou.

Renata, puxando um pouco pelo seu veio filosófico, acrescenta:

– Amar é, inicialmente, encontrar a diferença entre mim e o outro; e mais, não só encontrar a diferença, mas investir nela. Quando invisto na diferença do outro, eu me amplio, cresço existencialmente, comungo com a alteridade do outro, torno-me ele e ele se torna eu. Esse é o mais divino dos processos ecológicos, porque, nessa comunhão de diferenças, torno-me uma só pessoa com o outro em espírito e em verdade, e passo a ser com o outro um só coração e uma só alma. Quando Deus é definido como o Amor, entendo que Ele é a síntese ontológica das diferenças de todos nós. Ele é, ao mesmo tempo, singularidade, unidade e totalidade absoluta.

Deus é o lugar do encontro, do contato substancial, da convergência absoluta. É difícil amar totalmente, porque no amor existe uma fusão complexa e infinita das diferenças de duas ou mais pessoas se encontrando. Amar a nós mesmos é o mais difícil, porque significa enfrentar o que em nós nos desagrada, nos tornar diferentes daquilo que gostaríamos de ser, correr o risco do encontro com a nossa identidade.

– É verdade – completa Carla, juntando a reflexão à espontaneidade de seu sorriso. – Amar é fazer amor com a diferença do outro e transar com ela, deixando todas as forças de nossa alma e de nosso corpo encontrarem as do outro, até que, num murmúrio divino de sons, gemidos, suores, alegria, e, às vezes, dor, chegamos ao êxtase existencial, à ampliação perfeita de nossas consciências, que implica o encontro das diferenças de dois corpos, se fundindo em uma só alma, formando, num encontro sagrado, uma só pessoa.

Fez uma pausa para buscar o fio da meada e continuou:

– De outro lado, fazer amor, envolvendo a comunhão de nossas diferenças em um encontro pleno, pode ser um dos caminhos mais curtos e eficientes para se chegar a Deus. Quando fazemos desaparecer as diferenças, chegamos à essência do ato e aí encontramos a pessoa, porque, nessa transação, síntese dialógica e dialética de dois seres, opera-se uma troca maravilhosa de diferenças, por meio do gesto criativo, que é movimento e vida. Transar se transforma em amar. Desaparecem os nomes, fica o dado. O transar verdadeiro é um trans-ar, é troca de ar, de sopro, de espírito de um para com o outro.

– Coisas maravilhosas vocês estão dizendo... Será a forma octogonal do templo que nos está inspirando ou é o cristal? – disse, brincando. Vou além:

– Proponho, jocosa e respeitosamente, fazer uma alteração de palavras no mandamento divino, colocando-o em dois momentos: Em vez de "Amarás o outro como amas a ti mesmo" ficará assim: "Transarás o outro como transas a ti mesmo". Esse é o mandamento experiencial, e "Transarás com o outro, seja em que sentido for, como transas contigo mesmo" é o mandamento experimental. A junção desses dois momentos, experiencial e experimental, forma o amor existencial, que é síntese e virtude, prazer e gozo.

– Amar assim – continuo – é a mais alta expressão da ecologia interna, processo pelo qual eu e o mundo entramos numa permanente transação existencial pelo respeito das diferenças um do outro, transação que implica uma autêntica comunhão, analogicamente, do corpo (matéria) e do sangue (alma) um do outro.

– Assim, a ecologia como o amor – completa Renata – supõem parceria e cumplicidade.

Soraia entra na fala e, no seu jeito vivo e vibrante de falar, diz:

– Muitos usam o termo amor como se fosse uma simples palavra, mas amor não é uma simples palavra, é uma virtude, uma força, um processo que experimento e experiencio. O amor é um "que" e um "como", supõe procura, dá trabalho para ser entendido, sentido, feito e, mais ainda, falado. Quanto mais falo do amor, menos o experiencio e o experimento, e quanto mais o experiencio e o experimento, menos falo do amor, porque, nesse caso, o amor deixa de ser uma mera palavra, um gesto ou uma coisa para ser a expressão pura e simples de meu jeito humano de existir.

– Por isso – continua, empolgada com o tema –, amar, mais que um ato de entrega ao outro, é um ato de entrega a mim mesma. Só quando me possuo por inteira estou pronta, de fato, para dar e receber amor. É difícil dar, se não sei receber; é difícil receber, se não sei dar.

Milena estava em pé na porta do templo. Contemplava lá fora e tinha um ouvido em nossa fala. Vira-se para o grupo e comenta:

– É isso mesmo. Amor é aqui e agora. Quando amo preocupada com as interferências do passado ou do futuro, apenas parte de mim está presente. Atomizo o amor, porque em um único ato faço amor envolvendo as três dimensões do tempo. O amor unifica passado e futuro. E, retomando a idéia do amor êxtase, ela continua:

– O êxtase existencial, como o orgasmo físico, ambos fruto de um encontro profundo entre a pessoa e o mundo ou mesmo entre dimensões dela mesma, é a plenitude do aqui e agora. Quando estou no passado ou no futuro, ou nos dois, e menos no aqui, o amor se ausenta, escorraço o amor, e o orgasmo, síntese maravilhosa de duas diferenças se encontrando, não ocorre, se perde em reações secundárias. Se olho o presente com os olhos de ontem ou com os olhos do amanhã, perco a riqueza da experiência imediata, que é o elemento essencial da transformação, do contato e da consciência emocionada.

Sueli, que na simplicidade de seu jeito sabe do que fala, comenta:

– O amor ocorre no tempo, mas não é cronológico. Não é sujeito ao tempo, não precisa do tempo para nascer no coração de alguém. Necessita sim de um chão adubado, de uma alma sensível e de um encontro com outra semente. Brota, como por encanto, sem pedir licença. Não precisa de um lugar previsto para nascer, basta um coração livre para recebê-lo. É fruto de uma alquimia cujos ingredientes nada têm a ver com sexo, dinheiro, beleza, e sim com sensibilidade, leveza, cuidado, proteção, inocência até. O amor não inclui esses ingredientes, mas também não os exclui. Eles podem conviver com o amor.

Fazemos uma pequena pausa para apreciar a música clássica, de fundo, que se confundia com o barulho do vento e da chuva que agora caía pesada sobre o telhado. Vento, chuva e música faziam uma melodia que mais parecia uma orquestra da natureza.

Retornando, Márika, cujos olhos calorosos são verdadeira expressão de sua alma, recomeçou com uma distinção interessante sobre o amor:

– O amor é holográfico, isto é, o amor de uma mulher a um homem tem a mesma essência do amor divino que pulsava no coração do Mestre, quando disse a Marta que Maria escolhera a melhor parte, ao se colocar enamorada aos seus pés e que esta não lhe seria tirado (Lc. 10, 38-42).

– O amor é holotérmico, isto é, o calor que os amantes sentem ao olharem embevecidos um para o outro é da mesma natureza do amor divino, quando, num gesto de infinita ternura, cria o primeiro homem e a primeira mulher e entrega um ao outro, dizendo: Crescei e multiplicai (Gên. 1-28).

– O amor é holodinâmico, isto é, a força e o movimento que invadem os amantes ao se entregarem um ao outro à procura do orgasmo, formando um só corpo e uma só alma, são a mesma força e o mesmo movimento que impulsionaram o poder do Mestre ao gritar, à beira do túmulo de Lázaro, morto há já três dias: "Lázaro, vem para fora". E Lázaro vem (Jó 11, 7-45).

Ângela, em seu jeito perspicaz de sintetizar, esboçando um gostoso sorriso, continua o pensamento de Márika:

— E quando juntamos essas três dimensões, no mais íntimo do nosso ser, temos o amor consubstanciado em Deus e tenho Deus, em forma de amor, dentro de mim. O amor é o alimento da fé. Diz-se que aos que têm fé nada é impossível. Podemos acrescentar que ao amante nada é impossível, porque só é capaz de amar quem tem fé na pessoa do outro.

Nossa fala parece que tomou um rumo diferente. As pessoas começaram a falar mais livremente, embora com a mesma tônica de profundidade que caracterizou todo o discurso. Apareceu um veio que ainda não havia sido tocado.

Martinha me lembra os pequenos frascos de perfume; silenciosa e presente, disse:

— Para mim é da natureza do amor a gratuidade, ao passo que é da natureza do gostar a troca. Amar e gostar são de naturezas diferentes.

A gratuidade de amar é baseada no ato criativo de uma relação que, simplesmente, nasce no coração de quem ama. É como olhar para o belo. Não dá para negá-lo. Se a mente o reconhece como belo, o coração não consegue negar. Por isso eu penso que, essencialmente, o amor é de natureza cognitiva. É como se em nós existisse um movimento que está, *a priori*, disposto para o amor, de tal modo que, uma vez diante do objeto a ser amado, a pessoa ama, não pode não amar. É gratuito. Assim entendo que Deus é amor. Ele ama, gratuita e independentemente do mérito do outro. Ele não pode não amar sua criatura: se Ele retirar seu amor de uma de suas criaturas, ela simplesmente desaparece. É o amor divino que garante a existência de cada um de nós.

Patrícia junta observação e competência, parecendo, às vezes, ansiosa, quando quer falar:

— Do que tu falas, estou entendendo que o gostar supõe uma construção. Tem visibilidade, tem peso, ao passo que o amor é imponderável, é absolutamente leve, tem o dom da penetrabilidade. O gostar não é gratuito. Supõe uma troca, e quanto mais a troca caminha na direção de nossas necessidades, mais gostamos do outro. E, se é assim, a conclusão é lógica: nós podemos deixar de gostar; não, porém, de amar, mesmo que eu queira, porque o amor está além da troca. É o fato de amar que me faz humano, porque viver minha humanidade com o outro é expressar-me na mais exuberante forma de amor.

Sueli me lembra certas florzinhas escondidas na relva. Sabem esconder sua beleza, têm de ser achadas. Toma a palavra e completa:

– O gostar é o instrumento do amar, é o gostar que faz o amor visível. Quanto mais eu gosto de alguém, tanto mais eu exercito minha humanidade comigo e com ele. Quando a gente gosta de alguém, a gente também ama, porque o gostar inclui o amor; mas, quando você ama alguém, não necessariamente você gosta dela, porque o amor é um estado, uma emoção, um sentir-se humano e não um gesto. O gesto é o gostar. Amar e gostar, no entanto, são como alma e corpo. O corpo morre, como também o gostar, mas a alma não, como também o amor, que é de natureza eterna como a alma.

Se eu fosse capaz de extinguir em mim o amor, eu morreria, porque o amor humano é como o instinto dos animais, é também como o peso, o tamanho, a cor das coisas, que sem esses atributos as coisas não existiriam.

– Nesse caso – continua Carla, em seu jeito meigo e suave de falar –, parece que o gostar não pode ser visto como algo de natureza cognitiva. Ele é pratico, afetivo-emocional, supõe construção, troca, aumenta e diminui, pode até acabar. Gostamos de quem gosta de nós. Já com o amor é diferente, por isso disse o Mestre: "Ama o teu inimigo, faze o bem ao que te odeia". Claríssimo, não é? Isso é amar, sem rodeios.

O amor é uma propriedade, um instinto, uma energia de vida dentro de nós, e quanto mais tomo consciência dele, mais me sinto viva, mais ponho a funcionar minha humanidade, independentemente da aceitação ou agradecimento do outro. O gostar supõe agradecimento, retribuição; o amar, não.

Mais uma vez, podemos entender como Jesus, na cruz, podia dizer: "Pai, perdoai a estes que me crucificam, porque eles não sabem o que fazem". As formas de amor pedem, às vezes, extrema radicalidade, e, de novo, o conceito de amar fica claro, evidente na atitude proposta pelo Mestre. Amor é gratuidade.

– Na verdade – intervém Soraia, com seu lindo sorriso –, o gostar é construído na cotidianidade, o amar nos é dado. Nascemos com o amor já em funcionamento, ainda que não o soubéssemos, pois em nosso pequenino coração só existia ele.

Temos de amar a todos, mas não temos de gostar de todos. Ou melhor, amamos a todos, mas vamos construindo o gostar nos nossos encontros e desencontros, na razão de nossas trocas, da nossa cumplicidade com o outro.

O amor é soberano, é comunitário, é solitário, é silencioso. O gostar é direcionado, divide e multiplica, abre e fecha os braços, vê e faz de conta que não vê, pode ir, pode voltar.

Milena, uma querida amiga, completa o pensamento de Soraia:

– Deus é amor, e, como um rio, nunca volta, só vai. Jamais se arrepende. Fez, está feito.

Daí a importância de nós, humanos, aprendermos a gostar, porque quanto mais eu consigo gostar, tanto mais o amor será visível, comunitário, alegre em cada um de nós. E poderemos dizer com mais precisão: eu te amo.

Olhem, minhas amigas do coração, quanto mais gostamos do outro, mais o amor se individualiza, se personaliza em nós e a troca vai perdendo sentido de troca e vai ficando a complacência do amor.

Sandra, um encanto de mulher, amálgama de charme e assertividade, completa:

– Amamos todo mundo, todos são objetos naturais de nosso amor. Fazemos atos de amor a pessoas que jamais encontraremos. Dentre essas, porém, por infindas e inexplicáveis razões, gostamos de alguns, os nossos escolhidos, e com esses concretizamos melhor o amor universal que a todos une e reúne.

O amor tem a ver com fidelidade, um estado pelo qual nos responsabilizamos pelo outro, pela humanidade, lutando por sua harmonia e por sua "equilibração". O gostar tem a ver com exclusividade, com escolha pessoal pelo outro, com semelhança de interesses e até de necessidades.

Se, de um lado, podemos amar pessoas de quem não gostamos ("amai vossos inimigos"), quando gostamos de alguém, o amor implícito no gostar se torna uma força renovadora e propulsora de nossa humanidade. Amar e gostar se dão as mãos, na construção do encontro amoroso dos amantes.

Amar é a luz que ilumina a estrada do gostar, quando o gostar se tornou difícil, complicado, não prazeroso, às vezes. O amor é paciente e espera, silencioso, o retorno do gostar, o retorno das estradas que ele percorreu para se reconhecer por meio de suas possibilidades.

Martinha parecia não querer interferir no processo do grupo, talvez porque conhecesse pouco aquelas pessoas, embora se relacionasse com algumas. Depois de um silêncio gostoso que prenunciava que o tema estava se esgotando, ela disse:

– Escutei atentamente as reflexões de vocês. Acho-as profundas e pertinentes, embora não seja fácil estabelecer fronteiras reais entre o amar e o gostar, porque, na prática, quando uma pessoa diz para a outra "eu te amo", está dizendo tudo aquilo que vocês disseram do gostar e mais aquilo que as pessoas dizem ser o amor. E também, quando alguém diz para o outro: eu gosto de você, não está excluindo o que comumente entendemos por amor, pois estará falando de um sentimento de amizade que envolve um certo compromisso relacional, embora não esteja falando de cumplicidade, como exige o gostar verdadeiro ou o que popularmente chamamos de amor.

Patrícia, que também estivera um pouco silenciosa, mas muito atenta, interrompe delicadamente a fala de Martinha:

– Devemos, no entanto, insistir para que essa distinção se generalize, porque é muito válido diferenciar o gostar e o amar, pois essa distinção nos remete à essência mesma desses conceitos e desses fatos, ao mesmo tempo que introduz uma separação, talvez de difícil aceitação, porque substitui, levando-se em conta nossa reflexão, a subjetividade do amor pela objetividade do gostar, porque, nessa perspectiva, o amor é "obrigatório" e o gostar é livre.

Martinha olha para o grupo, como que devolvendo a palavra, e Renata intervém, em seu jeito gostoso de falar:

– Na prática, infelizmente, acredito, vamos continuar falando "eu te amo" para aqueles que privilegiamos com esse sentimento, e "eu gosto de você" para o geral das pessoas. Por natureza, amamos a todos e isso é uma inclinação natural que nasce da essência do amor, mas, de fato, escolhemos, dentre os de que gostamos, aqueles que vão receber, intensa e pessoalmente, essa energia de amor universal que nos faz inclinar, quase que naturalmente, para o outro.

– Por isso – concordo com Patrícia –, é importante insistir em nossa reflexão anterior, é preciso que o amor seja sentido assim: uma propriedade do ser humano que o inclina a ver a todos como irmãos e irmãs e como sujeitos e objeto de seu amor imediato. Enquanto o amor não for sentido como um sentimento universal, próprio do ser humano, o gostar será sempre uma caricatura do amor. Somente quando o gostar for uma decorrência natural do amor universal, ele poderá, de fato, individualizar e transformar as pessoas.

Essa fala poderia continuar ao infinito, tal a magnitude do tema, a sensibilidade das pessoas e a profundidade com que está sendo tratado, mas decidimos parar para continuar colhendo, na natureza, outros momentos de celebração da vida, que é tão generosa para quantos se abrem para senti-la, escutá-la e observá-la.

Amar e gostar são temas maravilhosos, sobretudo quando decantados em prosa e verso por um grupo como esse, num lugar como esse. O amor é, naturalmente, ecológico. O mundo não é um intruso na experiência do amor, o mundo é o terceiro elemento do amor: Mulher-homem-mundo. Quando se retira um desses elementos, se destrói o amor, porque se rompeu a essência dessa trindade amorosa, de cuja relação nasce o amor.

A chuva passara e um sol gostoso dominava as folhas molhadas que se balançavam ao vento suave que está sempre ali.

O grupo, num único movimento, diz:

– Agora vamos para a Cachoeira da Rosa. Um banho de limpeza, purificação e muito amor.

~ 13 ~
Eu fiz o casamento de meu filho
7 de agosto de 2004

A hora do almoço era sempre um momento de encontro em que acontecia um pouco de tudo. Nossa família se habituara a almoçar junta e isso era e é uma das preciosidades de nossa vida familiar. E foi num desses rotineiros almoços que meu filho Alexandre me surpreendeu com a pergunta:

– Pai, você é padre, não é?

– Sim, meu filho, não estou padre, mas sou padre.

– Pois é, pai, eu queria que você fizesse meu casamento religioso. Carol e eu queremos pedir isso a você.

Foi há muitos anos, em 12 de dezembro de 1959, dia de Nossa Senhora de Guadalupe e dia em que me ordenei sacerdote para sempre.

Naquele dia, o bispo de minha diocese ungiu minhas mãos com o óleo santo, colocou suas mãos em minha cabeça e rezou assim:

– Concede, Senhor, Pai Onipotente, a este Teu servo a dignidade do Sacerdócio, infunde nele Teu espírito de santidade, para que, aceito por Ti, Deus, obtenha o múnus de um ministério fecundo e demonstre pelo exemplo de seu modo de viver a lisura dos costumes. Depois disse:

– Tu és sacerdote para sempre. Tudo que abençoares será abençoado e tudo que consagrares estará consagrado.

Minha alma era só ação de graças e louvor ao Pai pelo dom que acabara de receber. Jamais perdi essa fé e essa certeza.

No dia de minha ordenação sacerdotal, prostrado ali, na nave santuário da Catedral de Montes Claros, cercado de padres, seminaristas, parentes e amigos, escutava emocionado a Ladainha de Todos os Santos. Alma, coração, todo meu ser eram só súplica, recolhimento e promessas.

Agora, estou sozinho, escrevendo estas linhas na casa grande de minha fazenda na Chapada dos Veadeiros, a rememorar, emocionado, aquele inesquecível dia, derramando lágrimas de saudades – acredito até que são as últimas que não chorei, naquele dia, e que estou chorando agora, 46 anos depois.

Ali, naquela nave principal da Catedral, minha única oração era:

– Senhor, faz-me instrumento de Teu amor e de Tua misericórdia, e que eu seja honesto comigo, com a Igreja, Povo de Deus, e Contigo. Dá-me a graça da simplicidade e da verdade...

Eu tinha 26 anos, os anos se passaram e eu fui ocupando cargos de confiança do bispo, entre eles, ser diretor espiritual e reitor do Seminário, funções que, à época, todos sabiam serem as pupilas (como se dizia) dos olhos do bispo.

Meu veio acadêmico logo me chamou para ser co-fundador da, hoje, Universidade de Montes Claros. Juntamente com a professora Isabel de Paula, demos os passos iniciais na construção da atual Unimontes.

Em 1968, fugindo também, como muitos, da situação política do Brasil, mudei-me para a Itália, retornando em 1975, após ter concluído mestrado e doutorado. Nesse mesmo ano de 1975, ingressei na Universidade de Brasília, onde me aposentei em 1990. Continuo morando em Brasília.

Por razões muito especiais e particulares, e, sobretudo, para ser fiel ao meu voto de honestidade a mim, à Igreja e a Deus, pedi, em julho de 1976, a secularização, ou seja, o pedido de dispensa das obrigações sacerdotais – concedido, imediatamente, pelo então papa Paulo VI.

A secularização libera o padre das obrigações do ministério sacerdotal, mas não do caráter indelével do sacerdócio. Uma vez padre, sacerdote, presbítero, não importa o nome, a pessoa jamais perde o caráter sacerdotal, e tudo que o bispo lhe disse, no dia de sua ordenação, continua lícito e válido.

Embora essa seja a fé da Igreja Católica, o padre, uma vez casado, fica proibido de exercer qualquer tipo de ministério para o qual tenha sido ordenado, exceto em caso de morte, em que alguém peça ao padre casado a recepção de algum sacramento.

– Olha, meu filho, eu posso fazer seu casamento religioso, mas não poderá ser em uma igreja e nem você terá documentos oficiais de que vocês se casaram religiosamente em um ato público.

– Não tem importância, meu pai, vamos nos casar no civil e isso basta para nós.

– Então você quer que eu abra o túnel do tempo, já se vão quase trinta anos desde que deixei o exercício do ministério sacerdotal, e faça seu casamento religioso?

– Não, pai, não quero que você abra o túnel do tempo. Queremos que você, padre, venha a público e exerça seu sacerdócio, abençoando nosso casamento, pois para nós você não perdeu seu poder sagrado de abençoar.

Fiquei profundamente emocionado e grato ao ver que meu filho e Carol solicitavam meu serviço sacerdotal e, conseqüentemente, validavam meu sacerdócio, que, há tantos anos, estava guardado quietinho no fundo da minha alma.

(Estou parecendo um não sei o quê, chorando de novo. Mais uma vez, convenço-me de que o verdadeiro amor é eterno, e, naquele dia de minha ordenação, eu amei meu sacerdócio para sempre.)

– Tá bem, filho, aceito o convite com muito prazer e gratidão e vou abençoar seu casamento com a Carol.

O assunto do casamento do Xan e da Carol tomava conta de quase todos os dias, especialmente durante o almoço, quando a família inteira estava reunida. A cada dia, ele me trazia um detalhe novo sobre as flores, sobre os vinhos, sobre o bufê, sobre o número de convidados e de como eu realizaria seu casamento.

– Não se preocupe, meu filho, vou realizá-lo como qualquer padre o realizaria em sua igreja paroquial, só que a meu modo, pois não posso fazê-lo à moda antiga. Mudaram-se os tempos, e seu casamento ocorre novos tempos.

Finalmente, chegou o grande dia. Não sei, contudo, para quem aquele dia era "mais grande", se para o Xan ou se para mim.

O casamento seria realizado em uma destas megamansões do Lago Sul de Brasília, lugares cuja grandiosidade não deixam a desejar aos mais requintados gostos e exigências.

Compareceram 359 convidados naquela que foi uma destas divinas tardes de Brasília nas quais o pôr-do-sol faz seu *show* à parte, cobrindo o céu de tantas cores e beleza que nenhuma mão humana poderia jamais pintar.

Imagine um jardim de extremo bom gosto, com luzes, pedras, arranjos, piscinas, salões imensos, pois é... aí estávamos.

Casamento ao ar livre, o universo, em cores e sons, era a catedral aberta na qual Alexandre e Carol declarariam publicamente seu amor um ao outro.

O celebrante, o pai do Alexandre, o padre Ponciano, como eu era chamado nos velhos tempos de Montes Claros.

O cerimonial estava impecável. Tudo em seu lugar. Um longo tapete vermelho separava o grande salão do altar, posicionado estrategicamente de tal modo que todos tivessem uma visão perfeita.

Eu vestia um terno de linho preto. A meu lado, de braços dados comigo, Lígia Maria, a mãe da noiva.

Caminhava lentamente, olhava para ambos os lados descobrindo, aqui e ali, rostos amigos e sorridentes. Meu coração palpitava, perdia o ritmo, faltava ar, uma sensação única de inigualável prazer.

Alexandre é meu primeiro filho e também o primeiro a se casar.

Ao som de variadas músicas, os pares se dirigiam a seus lugares de ambos os lados do altar.

Cheguei ao altar, Lígia encaminhou-se para um dos lados e eu me dirigi ao centro. Tomei a estola, símbolo de meu poder indelével e sacerdotal – e que eu não usava há 28 anos –, e coloquei-a, humilde, agradecido e emocionado, sobre os meus ombros.

Agora eu era o padre Jorge, pai de Alexandre, que celebraria seu amor com Carol, ali diante daquela belíssima comunidade reunida.

Do altar, podia-se ver a surpresa nos rostos de muitas pessoas. Primeiro, porque muitos jamais imaginaram que eu fosse padre, e, segundo, porque jamais imaginaram que o padre do casamento fosse o pai do Alexandre.

Alguns cochichos, alguns sorrisos de surpresa e logo a assembléia, Povo de Deus, ali reunida, preparou-se para o início da cerimônia religiosa.

A tarde caía lentamente. O poente estava atrás de mim. Os presentes comentavam que, apesar de as tardes de Brasília serem deslumbrantes, poucas vezes na vida tinha visto um entardecer de tanta luz, beleza, harmonia.

O entardecer era o grande e mágico convidado para as núpcias de Carol e Alexandre. Algumas pessoas mais sensíveis chegaram a me dizer que tanta beleza no pôr-do-sol não era casual, mas aquele entardecer era o presente dos céus para o celebrante e para os nubentes, como uma vibração cósmica de energia em forma de cores que, ao celebrar um padre casado o casamento de seu filho, fizeram o sagrado da tarde acontecer com tão rara beleza.

Carol estava simplesmente linda.

O ritual do casamento

"Estimados amigos, é com grande alegria que queremos participar da celebração do sacramento do matrimônio de Alexandre Augusto e Ana Carolina. Acolhamos o noivo e a noiva, seus pais e testemunhas. Hoje, Alexandre Augusto e Ana Carolina vêm confirmar diante de Deus e da comunidade eclesial sua decisão de, em nome de Cristo Jesus, unirem-se em matrimônio, e todos nós, como assembléia reunida, somos convidados a celebrar com os noivos o amor de Deus manifestado em todos nós, em Jesus Cristo."

Em nome do Pai e do filho e ao Espírito Santo. Amém.

É com imensa alegria que todos nós acolhemos vocês dois, Alexandre Augusto e Ana Carolina, para celebrar o amor que os une, e eu, pela ordenação sacerdotal que me foi conferida por Deus, de maneira irrevogável e incondicional, como pai de Alexandre Augusto e como presbítero sacerdote, uno-me a essa imensa alegria que faz bater, em ritmo harmonioso, o coração desses dois jovens.

O Deus da esperança, que nos dá a plenitude da alegria e da paz em nossa fé, pela ação do Espírito Santo, esteja conosco.

– Bendito seja Deus que nos uniu no amor de Cristo.

Gostaria de pedir a todas as pessoas aqui presentes que procurássemos, neste instante, sentir este lugar como uma igreja, uma majestosa catedral, para que este lugar seja invadido pela energia divina que, neste instante, está pairando sobre a cabeça de cada um de nós e, de modo muito especial, sobre Alexandre Augusto e Ana Carolina. Aqui estamos, pais, parentes, amigos, companheiros e companheiras de infância e de adolescência dos nubentes, para testemunhar a celebração do amor de Alexandre Augusto e Ana Carolina, que será enriquecido pela graça do sacramento do matrimônio, celebrado pela fé e pelo amor do pai de Alexandre Augusto. Em nome da comunidade cristã aqui reunida, Igreja, Povo de Deus, acolho a manifestação deste compromisso e abençôo o amor destes noivos, em momento tão significativo de sua vida em nossa comunidade.

Oremos:
Ó Deus que abençoastes, de modo especial, nas Bodas de Caná, a união conjugal do homem e da mulher, derramai o vosso Espírito Santo sobre estes vossos filhos, Alexandre Augusto e Ana Carolina, para que realizem, em sua vida matrimonial, o ministério do amor de Cristo e da Igreja, por Nosso Senhor Jesus Cristo, vosso Filho, na unidade do Espírito Santo. Amém

Ouçamos agora a palavra de Deus por meio da qual, na poesia e na mística do "Cântico dos Cânticos", Deus, na Bíblia, revela-se a nós pelo amor de um homem e de uma mulher.

Cântico dos cânticos
Cap. 4 vs. 2, 3, 7, 8 e cap.7 vs. 7-10
(Alexandre, o noivo, lê)

"Tu és bela, minha querida, tu és formosa!
Por detrás do teu véu, teus olhos são como pombas, teus cabelos são como um rebanho de cabras descendo impetuosas pela montanha de Galaad, que sobem do banho.
Cada uma leva dois cordeirinhos gêmeos, e não há entre elas nenhuma estéril.
Teus lábios são como um fio de púrpura, e graciosa é tua boca.
Tua face é como um pedaço de romã debaixo do teu véu.
És toda bela, ó minha amiga, e não há mancha em ti.
Vem comigo do Líbano, ó esposa, vem comigo do Líbano!
Como és bela e graciosa, ó meu amor, ó minhas delícias!
Teu porte se assemelha ao da palmeira, de que teus dois seios são os cachos.
Vou subir à palmeira, disse eu comigo mesmo, e colherei os seus frutos.
Sejam teus seios para mim como cachos da vinha.

E o perfume de tua boca como o odor das maçãs; teus beijos são como um vinho delicioso que corre para o bem-amado, umedecendo-lhe os lábios na hora do sono."

Palavra do Senhor
Todos: Graças a Deus

Cântico dos cânticos
Cap.6 vs. 2-3 e cap.7 vs.11-14
(Ana Carolina, a noiva, lê)

"O meu bem-amado desceu ao seu jardim, aos canteiros perfumados; para apascentar em meu jardim, e colher lírios.
Eu sou do meu amado e meu amado é meu.
Ele apascenta entre os lírios.
Eu sou para o meu amado o objeto de seus desejos.
Vem, meu bem-amado, saiamos ao campo, passemos a noite nos pomares.
Pela manhã iremos às vinhas, para ver se a vinha lançou rebentos, se as suas flores se abrem, se as romãzeiras estão em flor.
Ali te darei minhas carícias.
As mandrágoras exalam seu perfume; temos à nossa porta frutos excelentes, novos e velhos que guardei para ti, meu bem-amado."

Palavra do Senhor
Todos: Graças a Deus

Meus amigos, não é fácil fazer qualquer comentário diante da beleza e da riqueza do texto sagrado, que nós acabamos de ouvir. Chamo a atenção para a simplicidade campesina do texto, e para como Deus, em sua sabedoria, usa metáforas tão ricas, tão profundas e, ao mesmo tempo, tão humanas para expressar o amor Dele por nós, por intermédio do amor de um homem e de uma mulher. Então, nesse texto, Ele nos lembra a cotidianidade e a simplicidade do amor. Imaginem uma metáfora como esta: os cabelos da noiva são como um bando de cabras descendo tempestuosamente uma montanha, os seios da mulher são como cachos de uma palmeira e o esposo vai subir na palmeira para colher seus frutos. É simplesmente um encanto, a riqueza, a abundância da palavra de Deus para expressar, sem nenhum puritanismo, na simplicidade das metáforas, o modo como Deus concebe o amor entre um homem e uma mulher, reflexo do amor Dele por seus filhos, pelos noivos que estão aqui, neste momento.

Ao lado de tanta poesia, eu gostaria de lembrar um pouquinho a Carta de São Paulo aos Coríntios, quando ele fala do amor.

Ele diz que o amor é paciente, é benigno, é caridoso, perdoa tudo, e termina esse seu belíssimo texto afirmando existirem três grandes virtudes que acompanham o ser humano: a fé, a esperança e o amor, que jamais acabará.

Gostaria de dizer que há uma diferença entre o amar e o gostar. Acredito que o que traz dois jovens ao altar é o amor, mas o que mantém um casamento é o gostar. O amor é uma virtude, um estado de espírito, é um jeito de estar no mundo; e o gostar é o cotidiano, é a rotina, é todo dia, é levantar, é dormir, tomar banho, almoçar e jantar juntos, é sair de mãos dadas, é levar naturalmente a sandália ao banheiro, quando a esposa a esqueceu, é levar a toalha, é comprar aquela pinha, aquela fruta preferida para levar à pessoa amada.

Então, às vezes, eu penso que, quando acaba o gostar, o amor já acabou muito antes. Gostaria, neste momento, de lembrar a estes dois jovens que não percam jamais a simplicidade do cotidiano, a simplicidade do gostar, porque o gostar é o instrumento do amor, esse gostar de todos os dias e que se manifesta, sobretudo, nos pequeninos gestos. E, aí, daqui a muitos anos – e eu espero que seja assim –, vocês poderão olhar um para o outro e recordar este dia com emoção e nunca se arrepender do mágico momento que hoje significa.

Costumamos dizer que o que Deus uniu, o homem não separa. Deparamos, entretanto, com um problema de lógica, isto é, saber quando foi Deus quem uniu... Mas eu encontrei um jeito de saber quando foi Deus quem uniu.. Tem a ver com cotidianidade, com a rotina, tem a ver com os dois se sentirem, de fato, amigos um do outro, e a receita é: os dois não perderem nunca a energia deste momento. Quando a energia deste momento se mantém cotidianamente, os dois continuam olhando um para o outro com a magia do olhar que vejo agora nos olhos de vocês, e aí eu tenho certeza de que foi Deus quem uniu este casal.

Também uma palavrinha sobre diálogo. Muitas pessoas pensam que dialogar é o outro aceitar o que um fala. O diálogo é algo muito além disso, o diálogo é a possibilidade de duas pessoas serem diferentes, sentirem diferentemente, falarem e fazerem coisas distintas e se sentirem respeitadas em sua posição.

Neste instante, estou certo de que um diálogo profundo de amor faz bater o coração de vocês num mesmo ritmo, que eu gostaria que tivesse as dimensões do espaço e do tempo, como existenciais da cotidianidade. Cada um de vocês precisa ser o maestro da própria sinfonia, tocada de tal modo que uma não sufoque a outra, mas, ao contrário, apesar das diferenças de ritmo e sons, ambas formem um conjunto musical de rara suavidade, força e beleza. Muitas vezes, porém, esse ritmo não vibrará a mesma música, nem com a mesma suavidade nem com a mesma impetuosidade com que bate agora. Tenho certeza, contudo, que, se prestarem atenção às dificuldades de vocês, se amarem no outro a diferença dele com relação a você, esse diálogo, esse amor em forma de palavras e gestos poderá ser eterno.

Prestem muita atenção a uma coisa muito simples: não desejem ser iguais. Você, Alexandre, é homem, e você, Carol, é mulher, um sente como homem, a outra como mulher, e um homem não pode sentir como uma mulher e vice-versa. E nessa diferença está a riqueza do matrimônio, pois o contato profundo não se dá entre iguais, mas exatamente entre os diferentes, e, somente quando se respeitam as diferenças, duas pessoas podem se sentir verdadeiramente iguais.

Também falamos sempre na possibilidade dos filhos, afinal todas as pessoas que se casam esperam ter filhos. E filhos são os frutos do amor de um homem e de uma mulher, os quais Deus, em Sua sabedoria, associa a Seu contínuo poder criador, concedendo a eles o poder de, pela geração dos filhos, continuar Sua obra na Terra, continuar Sua obra de ser um pai generoso e pródigo. Não depende de nós termos filhos ou não, depende, sim, de amarmos profundamente aqueles que o Senhor colocar em nosso caminho.

Quero agradecer a todas as pessoas aqui presentes sem exceção e, de modo especial, quero agradecer ao Glauco e à Lígia, que prepararam, desde toda a eternidade, a Carol para o Alexandre, e também à Ziulma, minha mulher, pela felicidade de termos gerado o Alexandre. Alexandre e Carol formam um belíssimo casal, e formam, sobretudo, um casal que, há sete anos, vem experimentando as mudanças, as trilhas do amar e do gostar, e que hoje, publicamente, diante desta belíssima comunidade, sela, de maneira definitiva, o seu amor.

Tenho uma profunda consciência de que, de maneira muito especial e respeitosa, hoje cometo um ato de transgressão. Vocês sabem que não existe, na Igreja Católica Romana, a figura do padre casado – os padres são celibatários. Entretanto, não só o Código de Direito Canônico, como também a tradição de fé da Igreja Católica afirmam que uma vez padre, sempre padre, pelo Sacramento da Ordem que confere *"ad aeternum"* o caráter sacerdotal.

Eu, neste momento, cometo um ato formal de transgressão, transgrido uma norma canônica que creio em pouca consonância com o mundo atual, por impedir que as demandas do Povo de Deus sejam escutadas por um ministério sacerdotal, em que o celibato seja opcional. Transgrido, e transgredir não é desobedecer, não é provocar uma queda-de-braço, transgredir é ir além do dado em questão, é passar entre fatos, é caminhar a mesma trilha, dando-se o direito de optar por um atalho e depois retornar à trilha. Transgrido e, aqui, surge um certo paradoxo, pois, de um lado, neste momento, opto por minha fé e pela fé da Igreja, que afirma ser indelével o sacerdócio, e, de outro lado, porque desobedeço a um Código de Direito Canônico que é formalmente o aspecto regulador e disciplinar da Igreja que ele regula. Refiro-me, especificamente, à questão sacerdócio–matrimônio–celibato. Transgrido porque, neste momento, exerço meu sacerdócio graças a uma solicitação formal de Alexandre e de Carol, os quais, sendo batizados e membros da Igreja, legitimam e validam meu retorno a este espaço e a este tempo, para que, no exercício de meu poder sacerdotal, possa abençoá-los como presbítero, alguém que recebeu de Deus o dom inegável do sacerdócio.

Quero agradecer a Deus pela riqueza deste momento, por estarem unidos em mim dois sacramentos, o Sacramento da Ordem, que me foi dado um dia, e o Sacramento do Matrimônio, que recebi há 29 anos, e que agora confiro a meus filhos Carol e Alexandre. Um outro agradecimento que não poderia deixar de expressar é à causalidade e à casualidade deste instante. Dizemos que a liberdade e o destino andam juntos. Somos livres e todos nossos gestos são nosso destino acontecendo amanhã. Neste momento único, irrepetível, vocês selam seus destinos, selam esse caminhar que começa agora e que eu espero, e que todos nós esperamos, seja longo, uma longa caminhada, uma caminhada longa, seja ela qual for, mas que esperamos seja longa, tranqüila, serena e abençoada.

Queria dar um presente para vocês dois. Todos os dias, quando caminho com Ziulma, passamos por duas árvores da família das leguminosas. Carol é engenheira florestal, sabe melhor do que eu que árvores são essas, e hoje, passando por lá, resolvi colher as sementes dessas árvores, que Ziulma e eu entregamos a vocês como nosso presente. Darei a você, Alexandre, e a você, Carol, este presente de sementes, altamente simbólico, a fim de que plantem essas sementes, plantem em muitos lugares, pois em cada lugar em que essa árvore nascer, ela lembrará a quem quer que seja que ali aconteceu um gesto de amor, como está ocorrendo aqui neste momento. Este é nosso presente para vocês. Esperamos que nasçam tantas árvores com tantas sementes e, dessas sementes, ainda milhões de árvores, e que, por toda eternidade, este momento, que agora começa, intensifique-se pela fecundidade da Mãe Terra que, produzindo estas sementes, permitirá que o casamento de vocês, mesmo quando vocês não estiverem mais por aqui, seja sempre lembrado nas árvores que se produziram dessas sementes que vocês irão plantar.

Finalmente, eu quero, como pai, desejar a você, meu filho, e a você, minha filha, que este momento seja eterno e que vocês sejam muito felizes.

Estamos muito vaidosos desse casamento, Ziulma, Glauco José, Lígia Maria e eu. Que Deus abençoe vocês, a benção do presbítero, do ancião, a benção do pai, a benção do amigo, a benção do admirador, e que vocês sejam felizes, e muito obrigado por terem me convidado para, como presbítero, como sacerdote, celebrar o casamento de vocês.

Por último, desejo que realmente Deus os conserve na palma de Sua mão, e que Maria, Mãe de Deus e nossa mãe também, esteja com vocês. Ela é a grande mulher, Ela é a grande Mãe, Mãe de Deus é Deusa. Que Ela, a Mãe de Deus, e Ele, o Deus Jesus, sejam os grandes e eternos companheiros da vida de vocês.

Muito obrigado.

Diálogo anterior ao consentimento

O presidente
Caros noivos, *Alexandre Augusto* e *Ana Carolina*, vocês vieram aqui para que, na presença da comunidade cristã e por meu intermédio, sua união matrimonial seja marcada por Cristo, nosso Irmão Pri-

meiro e Maior, como um sinal sagrado. Ele abençoa o amor conjugal de vocês.

Vocês foram consagrados a Ele pelo batismo, tornando-se Seus irmãos, podendo chamar de Pai Seu próprio Pai e, agora, Ele vai enriquecê-los com o sacramento do Matrimônio, para que sejam fiéis um ao outro, assim como Ele é fiel à Sua Igreja.

Alexandre Augusto e *Ana Carolina*, vocês vieram aqui para unir-se em matrimônio. E agora quero que vocês, perante esta comunidade de irmãos, proclamem, aos quatro ventos, que este é um ato de infinita liberdade.

– É de livre e espontânea vontade que vocês contraem o sacramento do matrimônio?

Cada um dos noivos responde: – Sim!

Consentimento

Agora, convido vocês, caros noivos, *Alexandre Augusto* e *Ana Carolina*, a se darem as mãos e a firmarem a sagrada aliança do matrimônio, manifestando publicamente o seu consentimento.

Os noivos unem as mãos.
O noivo diz, e depois a noiva.

Eu, *Alexandre Augusto*, recebo você, *Ana Carolina*, por minha esposa, e prometo amar você por toda a minha vida, e caminhar com você não importa para onde for, na alegria, na saúde e também nas dificuldades, se elas aparecerem, por todos os dias de nossa vida. Assim Deus me ajude.

Eu, *Ana Carolina*, recebo você, *Alexandre Augusto*, por meu esposo, e quero amar você, caminhar com você para onde você for, por vales, montanhas ou florestas, estar junto na alegria e na tristeza, na saúde, todos os dias de nossa vida. Assim Deus me ajude.

O presidente diz:

Que Deus, por seu Espírito Santo, os conserve sempre unidos no amor. O Deus de Abraão, o Deus de Isaac, o Deus de Jacó, o Deus que abençoou nossos primeiros pais, no Paraíso, confirme e abençoe em Cristo este compromisso que vocês manifestaram perante a Igreja.

Ninguém separe o que Deus uniu!

Todos: Que Deus, por seu Espírito Santo, os conserve sempre unidos no amor.

Benção e entrega das alianças

O presidente diz:

Ao longo da história da humanidade, muitas alianças ocorreram. Deus selou diversas alianças com seu povo, mas a maior de todas as alianças foi aquela em que Deus, o Verbo, fez-se carne e habitou entre nós. Colocar a aliança nos dedos das mãos um do outro significa mais que a entrega das mãos, significa a entrega do coração e da alma de vocês, numa aliança, aliança que é sinal, sinal que é aliança do amor de dois jovens que, acreditando na cumplicidade um do outro, oferecem-se um ao outro para, juntos, percorrerem esta caminhada que ora começa.

Ó Deus, que fizestes aliança com vosso povo, abençoai *Alexandre Augusto* e *Ana Carolina* e santificai-os em seu amor. Que estas alianças, sinal de amor e fidelidade na união conjugal, recordem-lhes sempre a sua promessa.

Por Cristo, nosso Senhor.

Todos: O amor de nosso Deus os mantenha sempre unidos.

Depois, coloca a aliança no dedo anular de sua esposa, dizendo:

Ana Carolina, esta aliança sela meu amor por você. Ela é sinal de que te escolhi como expressão de meu viver, hoje e sempre. Assim Deus me ajude.

Depois, coloca a aliança no dedo anular de seu esposo, dizendo:

Alexandre Augusto, esta aliança sela meu amor por você. Ela é sinal de que te escolhi como expressão de meu viver, hoje e sempre. Assim Deus me ajude.

Bênção nupcial

Os esposos se ajoelham.

Irmãos e irmãs em Cristo, invoquemos as bênçãos divinas sobre este casal, para que Deus sustente com seu auxílio aos que enriqueceu com a graça do matrimônio.

Peço agora que toda a comunidade imponha as mãos sobre os recém-casados, para que esse gesto signifique um contato entre a terra e o céu, signifique a energia divina que está presente em cada um de nós e que comunicamos aos noivos por nossa bênção, porque este é um gesto de bênção.

O presidente, de braços abertos, convida a comunidade a impor as mãos sobre a cabeça dos esposos, pronunciando os votos:

Pai de amor, Criador do universo, Vós fizestes o homem e a mulher a Vossa imagem e quisestes cobrir de bênçãos a sua união.

Nós Vos pedimos por esta Vossa filha que hoje se une a seu esposo pelo sacramento do matrimônio.

Que Vossas copiosas bênçãos desçam sobre ela e sobre este Vosso filho que ela recebe como esposo, para que, na mútua doação, adornem de filhos o seu lar e enriqueçam de novos membros nossa mãe, Igreja, Povo de Deus.

Na alegria Vos louvem e na tristeza Vos procurem.

Sintam em seus trabalhos Vossa assistência e, nas aflições, Vosso consolo.

Que eles celebrem com seus irmãos e irmãs Vossa generosidade e abundância e dêem ao mundo o testemunho do Vosso amor.

O ósculo nupcial (ficam de pé e se dão o ósculo nupcial).

Em seguida, o presidente abençoa o novo casal e o povo, dizendo:

O Senhor esteja convosco
Todos: Ele está no meio de nós.

Jesus Cristo, que participou das bodas de Caná, na qual, pela primeira vez, Ele santifica o amor de um homem e uma mulher, derrame Suas bênçãos sobre vocês, seus amigos e parentes.

Todos: Amém.

O Cristo, que, para mostrar Seu amor à Igreja, amou-a até a morte de cruz, seja Vosso modelo e derrame continuamente Seu amor no coração de vocês.

Todos: Amém.

O Senhor, que venceu todos os obstáculos, até a morte de cruz, faça de vocês testemunhas de Sua ressurreição por uma vida autêntica e corajosa.

Todos: Amém.

E a todos nós, aqui reunidos como assembléia e Povo de Deus, a bênção de Deus Todo-poderoso, Pai e Filho e Espírito Santo, desça copiosamente e permaneça para sempre. Amém.
Todos: Amém.
Vão em paz e o Senhor os acompanhe.
Todos: Graças a Deus.
E, agora, boa festa, boa celebração e muito obrigado.

~

Obs.: Este Ritual segue o texto do *Ritual do matrimônio* (São Paulo: Paulus, 2003) e do *Ritual romano* (São Paulo: Paulus, 1999), no que diz respeito à "Celebração do matrimônio sem celebração eucarística", com pequenas modificações para se adaptar às circunstâncias.

~ 14 ~
No caminho de Santiago de Compostela

– Mas você sempre disse que não escreveria nada sobre sua experiência no Caminho de Santiago.

– Sim, é verdade, acredito que essa experiência não deve ser escrita, porque pode induzir as pessoas a pensarem que o Caminho é assim como o meu e que todos fazem o mesmo Caminho.

– Bem, então deve ficar claro que esse é o seu Caminho, sua experiência pessoal, intransferível, e que não pode ser imitada.

– Com certeza. Cada um faz seu Caminho. Meu medo é que, escrevendo sobre o ele, eu o desfigure. Após um ano de Caminho, entretanto, e de muito "escreve não escreve", decidi contá-lo, na esperança de que possa ser útil ou até sirva para motivar alguém a aventurar-se nessa viagem, que é, antes de tudo, uma viagem pelo Caminho do Coração. Sinto que falar do Caminho é para mim refazê-lo, e, talvez, para alguém, a vontade de também fazer o seu.

O mar se recolheu. Foi dormir lá na África e ainda não acordou de seu grande sono. Tenho a impressão, contudo, de que já está de volta, pois começo a ouvir o ronco de suas ondas se aproximando.

À minha frente, um quilômetro de praia até onde o mar se escondera, e à direita e à esquerda, o infinito de praias brancas com milhares de pássaros, saudando os caminhantes nas manhãs ensolaradas de Salinas, no Pará.

Beth e eu fazemos nossa caminhada matinal. O vento forte nos empurra para a frente, produzindo em nós a sensação de não poder parar.

De quando em quando, interrompemos o silêncio, que ajuda a regular nossa respiração, e tecemos comentários vagos, especialmente sobre a beleza que se sucede à nossa frente, como um filme panorâmico que não tem fim.

Em uma dessas caminhadas matinais, disse-lhe:

– Sabe, tenho vontade de fazer o Caminho de Santiago.

– Eu também – respondeu ela, prontamente. – Quem sabe não podemos ir juntos. Seria legal.

Falamos generalidades acerca de nossa hipótese de, juntos, fazermos o Caminho.

O tema do Caminho de Santiago foi embora do jeito que chegou, como as ondas do mar, sem dar aviso, ou talvez como o lavrador que, após lançar suas sementes à terra, afasta-se despreocupado, sabendo que a semente caiu em terra boa e que as chuvas a farão brotar em breve, no devido tempo.

Quatro meses depois, retornei a Belém para mais um *workshop* de treinamento em Gestalt-terapia. Durante esse tempo, em Brasília, com freqüência o tema retornava à mente e, aos poucos, comecei a sentir que também o coração começava a participar da discussão: viajar à Espanha para fazer o Caminho de Santiago, uma caminhada de 800 quilômetros, com minha amiga Beth, durante um mês ou um pouco mais. Percorri o Caminho em 33 dias.

O assunto, claro, retornou. Falamos animadamente sobre nossa caminhada, começando a pensar, de modo concreto, em alguns passos. Tudo parecia extremamente normal e tranqüilo. Ir a Santiago era uma questão nossa e nada ou ninguém teria o poder de nos impedir. A sementinha caíra mesmo em terra fértil, nascia vigorosa, disposta a crescer e a dar frutos. Havia, porém, detalhes nos quais não pensáramos, ou não queríamos pensar, pois nada pior que permitir que grandes gestos de liberdade morram logo ao nascer.

Voltei a Brasília, e, quatro meses mais tarde, estava novamente em Belém. Durante esse tempo, falamos, diversas vezes, sobre a caminhada, sempre com aquele tom de liberdade que sinaliza a maturidade de pessoas responsáveis. Mas... antes mesmo de retornar a Brasília, acenamos para alguns possíveis problemas: ambos somos casados, a questão do treinamento para a caminhada, os gastos como se organizariam, a hospedagem durante as paradas. Enfim, começamos, nas entrelinhas, a pensar a clássica questão do prazer, da liberdade e do risco, que, quando juntos, formam um emaranhado de difícil solução.

Retorno a Belém. Nosso plano está na terceira fase de planejamento. Já comprei saco de dormir, mochila de 45 quilos, tênis especial para *trekking* e, por telefone, combinamos que levaria para ela ao menos a mochila, difícil de se encontrar de boa qualidade em Belém. Ou seja, tudo encaminhado, tudo dentro dos conformes e de nossos desejos, embora, hoje eu saiba, que nem tanto dentro da realidade de ambos. Eu partiria de Brasília, Beth, de Belém; encontraríamo-nos em Recife e, de lá, rumo a Santiago de Compostela para nossa caminhada pessoal, existencial, mística, consagradora. Digo consagradora, porque, ao menos em mim, existia uma pitada de vaidade por ir com Beth nas condições em que estava acontecendo, e, além disso, submetendo-me a uma prova, que, naquela altura de minha vida, com 67 anos, era rara. *(Depois fiz o Caminho, sozinho, pela segunda vez, já aos 70 anos.)*

"Eis senão quando"... Tudo muda ou nós mudamos tudo, pois o "tudo" não existe. Sentados tranqüilamente em um bar, numa das "janelas" do antigo cais do Rio Amazonas, numa conversa a três, tivemos consciência da dimensão humana e existencial para cada um de nós do que significava fazer aquele Caminho e que tipo de busca estava à nossa frente. Não restam dúvidas de que, depois daquela conversa, conquanto não tenhamos comentado nada um com o outro, a probabilidade de fazermos o Caminho juntos se afogara ali mesmo, nas margens majestosas do Amazonas. De agora em diante, eu estava só em nosso Caminho. E assim foi. Um longo e fecundo silêncio me ensinou que o sentido das coisas clama por uma totalidade exigente e transformadora, que pode ser fruto de um, de dois ou de três, isolada ou coletiva, mas sempre totalidade. Intuir isso me ajudou a pensar apenas no Caminho e no que ele poderia significar para mim, ainda que a sensação do combinado continuasse presente. A sincronicidade no universo jamais é fruto do acaso.

A data se manteve. Eu viajaria em maio.

Comecei a entrar em contato com meu mundo interior: a sensação de risco aumentara, o medo de ir sozinho estava aí, embora eu racionalizasse, tentando escondê-lo de mim mesmo. A sensação de onipotência (eu dou conta), aliada a uma certa vaidade (poucos conseguem fazer o que eu estou indo fazer na minha idade), aliada ainda a um fazer de conta (qual é o problema? Sou andarilho, falo alguns idiomas, estive na Europa diversas vezes), não resolveu minha sensação de, lá no fundo, estar precisando de ajuda. Queria muito que Beth fosse por ela mesma, para seu crescimento pessoal; no entanto, ela certamente era também uma ajuda muito qualificada para minha insegurança camuflada. A mente não conseguia convencer o coração de que eu estava preparado para essa grande jornada sagrada, que nascera do entusiasmo e espontaneidade de duas pessoas, Beth e eu, que, como os pássaros, levantaram vôos, sem se preocuparem a que altura iriam voar.

Hoje sei que percorrer o Caminho de Santiago, mais que andar planícies, vales, montanhas sem fim, é percorrer a própria existência, é caminhar dentro de si mesmo à procura do sentido último das coisas, é caminhar ao encontro do desconhecido que só se revela na razão em que se perde o medo de caminhar e o Caminho deixa de ser de pedra para ser de alma e corpo, vivo, inquisidor e respondente, ao mesmo tempo.

Nos últimos quatro meses, percebi que começava a fazer o Caminho dentro de mim. Dormia, sonhava com ele, passava o dia a discutir comigo mesmo o porquê e o para quê de tal aventura, a que me serviria, qual o sentido de um gesto como esse. O sim e o não, o a favor e o contra batalhavam dentro de mim, um se impondo ao outro, na esperança de que finalmente o "bom senso" prevalecesse.

E aí sonhei que estava na ante-sala de um colégio e que precisava prestar um exame de inglês, língua que domino tranqüilamente. Na sala, algumas pessoas nervosas, com medo do exame. O resultado era eliminatório. Os eliminados, nesse caso, não poderiam fazer o Caminho. Eu estava tranqüilo, andava vaidoso de um lado para o outro, com dó daqueles coitadinhos. De repente, surge o professor. Um choque. Adivinhe quem era: um famoso político e público assassino brasileiro, cujo nome omito por razões óbvias. Fiquei perplexo... Como era possível aquela pessoa estar examinando os "candidatos" ao Caminho de Santiago? Contudo, eu olhava para ele e via que estava calmo, sereno, vestia um terno branco, um professor de verdade. E eu pensava no jeito gestáltico de analisar sonhos (isto no sonho) e dizia:

– Ele é meus dois lados, meu lado bandido e meu lado sério, competente, saudável. Meu lado bandido camuflado de professor sério, competente, todo de branco.

E qual não foi minha surpresa quando ele veio anunciar o resultado de meu exame.

– O senhor – diz ele – foi reprovado. E me apontava com o dedo em riste.

– Mas como, olha eu falando! – exclamo, em inglês. Como se atreve a me reprovar, vou pedir mandato de segurança para conferir este resultado.

– O senhor foi reprovado – repete, calmamente. – O senhor fala inglês, mas não sabe inglês, saber é dentro, é diferente de falar que é fora. E se foi.

Estava ficando claro para mim que o Caminho é dentro, supõe silêncio, humildade, nada de vaidade, deve-se fazê-lo para si e não para se mostrar aos outros. O Caminho é um peregrinar de alma e de corpo num mundo que transcende a visibilidade do terreno. Não se faz o Caminho para fazer o Caminho, faz-se para caminhar, o Caminho transcende o Caminho.

Um segundo sonho me aproximou mais ainda do verdadeiro espírito do Caminho de Santiago.

Estava junto a um imenso paredão de concreto. Era altíssimo, de uns cinqüenta metros. Um jipe se aproximou e o motorista perguntou se eu queria uma carona até lá em cima. Era uma subida muito forte. Eu disse que não, que peregrino caminha, não anda de carro. Subi com dificuldade a ladeira. O sol estava escaldante. Chegando lá em cima, tinha muita fome e sede. Procurei por minha carteira e percebi que, não sei como, eu a perdera e com ela o dinheiro.

– E agora, que faço? – perguntei a mim mesmo. – Preciso comer para continuar o Caminho. Ainda faltam uns dez quilômetros até o próximo albergue.

Olhei para o outro lado. Um canteiro de obras. Do lado de lá, um barraco. Algumas garrafas de pinga, uns biscoitos e umas miudezas. Na porta, o dono, um homem simples, humilde, que me olhava despreocupado. Cheguei até ele e disse:

– Ô moço, perdi meu dinheiro e estou com fome e sede. Preciso comer para continuar o Caminho. O senhor, por favor, podia me dar pão e água? Deixo meu relógio com o senhor, se o senhor quiser.

Respondeu-me, friamente:

– Não quero seu relógio, não, me dá seu cartão de CPF e eu lhe dou o que você quer. Pode ficar com seu relógio.

Pô, que cara bobo. Para que ele quer meu CPF, se não lhe servirá para nada, pensei. Para mim era melhor.

Dei-lhe meu CPF, peguei o que precisava e fui embora. Ainda no sonho, fiquei matutando o porquê do CPF e me veio claro que estava diretamente relacionado com o Caminho. O CPF é o único documento que informa tudo da pessoa. Por detrás daquele número, está você, por completo.

Novamente, aquele homem simples era meu outro lado, o verdadeiro peregrino que morava dentro de mim, mas que precisava ser descoberto, precisava encontrar sua verdadeira identidade. Percorrer o Caminho é um convite a decifrar meu CPF interior, a encontrar a magia daqueles números, a caminhar aparentemente não significando nada, porque a realidade vai se ressignificando, a cada instante em que encontro o outro desconhecido que mora dentro de mim.

O tempo passava e eu amadurecia, todo dia mais, com o mistério do que significava para mim fazer o Caminho.

Ao mesmo tempo, comecei a treinar pesado. Caminhava todos os dias com meu bastão (os peregrinos levam um bastão) e minha mochila, cada dia mais pesada, até completar sete quilos, 10% de meu peso. Algumas vezes, cheguei a andar trinta quilômetros em um dia, em Brasília, no eixão, e uma vez em Alto Paraíso, na Chapada dos Veadeiros.

Essas caminhadas com mochila pesada e tênis apropriado são importantes para fortalecer a sola dos pés, os joelhos e a coluna.

Poucos dias antes de minha partida, tive um terceiro sonho, que fechou minha Gestalt de peregrino. Aí compreendi que já estava com alma e sentimento de peregrino.

Sonhei que estava numa praia. No dia seguinte, seria ordenado padre. Procurava minha fita larga azul de Congregado Mariano dos velhos tempos do Seminário Menor, em Mariana, Minas Gerais. Encontrei o padre Joaquim, a quem, estranhamente, faltavam as duas pernas do joelho para baixo. Eu sabia que fora ele a esconder minha fita. Estávamos numa discussão brava, quando chega um menino com a fita. Contudo, faltavam as oito estrelas da fita, estrelas que eu fora recebendo como prêmio e distinção, símbolo do po-

der mariano de que eu usufruía no seminário. Quanto mais exemplar o seminarista, mais estrelas ele possuía, e eu acumulava todas.
– Você quer sua fita, ó ela aí – disse, com um olhar sério.
Era minha fita, mas cadê as estrelas, pensei, sem, por algum motivo, ter a coragem de perguntar por que ele as havia retirado.
Então acordei.

E concluí que, para fazer o Caminho, aquelas velhas estrelas que simbolizavam um antigo e vaidoso poder ou valores não serviam mais. A fita eu poderia até levar, porém, se quisesse novas estrelas, precisariam ser as da paciência, do anonimato, da humildade, da coragem confiante, virtudes próprias de um peregrino que percorre o Caminho do coração. O padre Joaquim não tinha pernas. O peregrino precisa de pernas, e das boas. Ele representava meus dois lados. Perdera as pernas que não lhe serviam mais, afinal, mesmo sem elas, continuava a andar. Eu tinha pernas que também não me serviam mais, pois me haviam levado por caminhos de poder e vaidade. Agora eu precisava de novas pernas para caminhar à procura de Santiago, onde meu coração e meu espírito, de fato, uniriam-se em um só agradecimento.

Pensei, quase que numa prece: acho que farei o Caminho pelo prazer de caminhar; entretanto, se, durante o caminho, meus olhos se abrirem, meus ouvidos escutarem, poderei mergulhar no mistério de mim mesmo e, com novas pernas, pisar o chão abençoado que me levará ao mais íntimo de mim mesmo e me renovar para recomeçar a crescer.

– Oi – uma voz de mulher do outro lado.
– Oi.
– Partes amanhã?

Era Beth. Sentia emoção suave em sua voz. Era muito bom escutá-la. Senti sua alma ali pertinho da minha.

– Boa viagem. Que Deus o acompanhe. Que você realize seu sonho com todo o amor de que eu sei serdes capaz. Vou acompanhá-lo de perto com minhas orações e com um carinho imenso por você e por sua caminhada. Farei da sua a minha caminhada, até que eu faça a minha própria, quem sabe se um dia com você mesmo.

Cheguei a Madrid no dia 10 de maio de 1999. Dirigi-me à estação de San Martin, em Cercanias, e tomei o trem para Pamplona. Lá, peguei um táxi até Roncesvalles. Já era noite. Estava morto de cansado. Éramos três: Antônio, que eu encontrara em Madrid, e Marizete, uma amiga de Brasília, com quem viajei e com quem pretendia andar todo o caminho.

No dia seguinte cedinho, tomamos um táxi até Saint Jean Pied-de-Port, na França, a 28 quilômetros de Roncesvalles e de onde começamos, de fato, o Caminho.

Fomos à casa de Madame Debril, a fim de pegarmos o primeiro carimbo que indicava o início de nossa caminhada. O peregrino tem um passaporte de peregrino. Infelizmente, naquele mesmo dia, à tarde, Madame Debril faleceu.

Eram nove horas da manhã do dia 11 de maio. Compramos um pouco de pão, queijo, algumas frutas e começamos a subir os Pirineus. Estávamos a aproximadamente 360 metros do nível do mar e deveríamos chegar até cerca de 1.600 metros.

A manhã era fria, os termômetros marcavam 11 graus. O sol brilhava num céu limpo que prenunciava uma bela jornada. Eu estava ligeiramente tenso, embora minha alma estivesse iluminada de fé e esperança, como a manhã daquele dia. Eu era só amor por mim mesmo e pelo mundo que me cercava. Meu sonho tornava-se realidade.

Subíamos os Pirineus. Antônio, Marizete, Martin, um norte-americano que encontramos logo ali na saída da cidade, e eu. A presença de mais três pessoas me dava um certo alívio diante daquele imenso desconhecido que apenas começava.

Durante as seis horas de subida, o dia permaneceu límpido, a temperatura agradável, e nós subíamos a montanha, escutando as advertências técnicas de Antônio e conversando descontraidamente.

De repente, começou uma cerração e uma chuva fina e fria nos obrigou a colocar capas de chuvas e agasalhos. A neblina era tanta que a visibilidade da trilha ficou praticamente zero. Não se via nada à frente. Próximos um do outro e um pouco mais preocupados, chegamos a um chafariz em construção. A estrada bifurcada, passando uma pelo lado de cima do chafariz e a outra pelo outro lado de baixo. As setas corretas estavam pelo lado de baixo. Não as vimos, e alguém que trabalhava na construção do chafariz, pelo lado de cima, mudara a direção da seta. Tomamos a direção errada. Estávamos perdidos.

Martin, com sua bússola, dizia:

– Estamos perdidos, estamos numa diagonal, mas não sabemos voltar. Continuemos até encontrar algum sinal que nos oriente.

A essa altura, o frio era cortante, a neblina gelada, um vento fortíssimo que congelava, e nós cada vez mais perdidos. Dentro de mim, surgiu uma pergunta que eu mesmo não queria ouvir: O que você está fazendo aqui?... Não te falei...

O pensamento de estarmos perdidos e anoitecer numa montanha congelante era apavorante.

Depois de cinco quilômetros, caminhando sem saber para onde, San Tiago veio, pela primeira vez, ao nosso encontro.

Inexplicavelmente, um grupo de homens, com seus carros ligados, faróis acesos, fazia uma misteriosa reunião, em plena cerração, no alto dos Pirineus, numa parte limpa e plana.

– Isso está cheirando a reunião de guerrilheiros – comentou Antônio, coronel reformado a uma ou duas semanas e que se dera o presente de começar um novo estilo de vida fazendo o Caminho.

Os homens, ao nos verem, pararam de falar. Um se dirigiu gentilmente a nós. Viu logo tratar-se de peregrinos que tinham perdido o caminho.

– Vocês perderam o caminho. Voltem. Sigam as marcas das rodas deste trator e, quando chegarem a uma fonte em reforma, ali vocês verão, pela parte de baixo, um mata-burro com as setas amarelas, os sinais que vocês procuram.

Assim fizemos. Chegamos a Roncesvalles às oito horas da noite, a tempo de assistir à tradicional e famosa missa dos peregrinos, em gregoriano, no mosteiro, e na qual se dava a bênção aos peregrinos, que começariam, no dia seguinte, sua viagem.

Dormimos no albergue do mosteiro. Éramos cerca de quarenta pessoas. Na manhã seguinte, das seis às oito horas da manhã, todos os peregrinos deviam deixar o albergue e começar o trecho programado para aquele dia.

São onze horas da noite. Como sempre, faço este relato aqui na Chapada dos Veadeiros, em minha fazenda Capão do Negro, onde colho inspiração para escrever. O silêncio é total, apenas entrecortado pelo sono profundo de João Paulo, meu filho, que dorme tranqüilamente numa rede na varanda da casa.

O Caminho de Santiago é milenar. As primeiras notícias datam do século IX, quando o pastor Pelayo descobriu o sepulcro do apóstolo, no Monte Libradón. Posteriormente, o papa Calixto, em 1130, pede ao monge pictavence, Aymeric Picaud, que mapeie o caminho. Desse trabalho maravilhoso resultou o *Liber Peregrinationis*, também chamado *Codex Calixtinus*, cuja riqueza, originalidade e realidade geográficas nos falam da importância desse caminho, percorrido por papas, reis, santos e... por mim. O Caminho teve momentos de glória, com multidões de peregrinos a percorrê-lo, e momentos de quase total anonimato no passar dos séculos. Ao percorrê-lo, passamos por dezenas de *pueblos*, pequenos vilarejos surgidos ao longo dos séculos do Caminho, no Caminho e em razão do Caminho. Pamplona, Burgos, Lion e Astorga, sedes de bispados, principados e reinados, são as maiores cidades surgidas do caminho. Alguns *pueblos* são tão pequenos que mal se sabe se ainda por ali moram pessoas.

Crê-se que esse caminho é o mesmo, a mesma trilha que o apóstolo São Tiago Maior teria feito até chegar à Espanha, depois da morte de Jesus. Pelo ano 42, os apóstolos voltam a Jerusalém para um primeiro encontro e, ali, Tiago Maior é decapitado. Seus discípulos o colocam num caixão de pedra e o trazem de volta para a Espanha, levando seu corpo à cidade de Padron. Lá ficou por alguns séculos até a chegada dos mouros, quando, por medo de violação das sagradas relíquias, esses esconderam seu corpo, que só foi reencontrado séculos depois. Dizem que um monge, em oração, teve uma visão em que o chão aparecia como um campo de estrelas (*campus stellarum* = Compostela) e, entre as estrelas, uma que brilhava especialmente. Na manhã seguinte, cava o lugar e descobre um caixão de pedra contendo três corpos, um deles reconhecido milagrosamente pelo bispo do lugar como sendo o corpo do apóstolo. E no caixão de pedra estava escrito: "Tiago, irmão de Jesus". Ali se construiu uma primeira capela, e depois outra, e depois outra, e hoje temos a magnífica basílica de Santiago, em cujo altar repousa o corpo do santo dentro do caixão de pedra, trazido de Jerusalém, quase dois mil anos atrás.

O atual Caminho começa na França, entra na Espanha em Roncesvalles e é considerado o mesmo que o santo percorria em suas longas caminhadas apostólicas e evangelizadoras. O Caminho de hoje é o mesmo de todos esses séculos. Nele, passa-se por todo o tipo de situações geográficas que se pode imaginar: terra, cascalho, barro, trechos calçados, pedras, asfalto, montanhas, florestas, planície, vales, subidas e descidas. Em alguns lugares, o asfalto coincide com o antigo caminho e aí o peregrino anda um ou mais quilômetros até encontrar de novo a trilha antiga, sempre orientado pela seta amarela.

Imagino que devam existir ao longo do caminho por volta de oitenta albergues de peregrinos. Eu dormi em trinta. Alguns albergues são seculares. Os mais modernos, talvez quinze deles, datam de 1993, quando se realizou o Ano Santo Jacobeu. Normalmente são construções de um pavimento. Na parte de baixo, uma sala, a recepção, às vezes uma cozinha. Na parte de cima, um imenso salão com vinte ou trinta beliches e banheiros com água quente. Eventualmente, acaba a água quente, e aí vem a coragem de um banho gelado. O albergue oferece um colchão e um travesseiro. O resto é com você – apesar que, ao longo do caminho, três albergues ofereciam o café com pão, pela manhã, antes da saída.

Existem livros sobre o Caminho com o mapa e descrição do território por onde se vai passar. Esses mapas incluem informações básicas: hospital, banco, restaurante, pensão, albergue, fontes com água natural. O caminho é geralmente concluído de 27 a 33 dias, numa marcha de aproximadamente dois e meio a três quilômetros por hora, com saída do albergue entre seis e oito horas da manhã, e chegando ao albergue pré-determinado geralmente entre duas e cinco horas da tarde. A média das caminhadas entre os diversos trechos, que eu fiz, variou de 22 a 27 quilômetros por dia. Certo dia, andei 38 quilômetros.

Percorri meu Caminho de 10 de maio a 13 de junho de 1999. Era primavera. Temperatura de manhã variando de dois a dez graus. Depois vinha o sol e com ele o calor. O Caminho estava simplesmente divino. Foram 800 quilômetros a pé, de flores e mais flores, as mais diversas, emprestando ao percurso uma leveza e uma poesia de rara beleza. Contemplar aquele espetáculo tornava mais leve nosso caminhar e nos fazia crer que, nas asas de tanta beleza, logo, logo estaríamos em Santiago. O caminho era um imenso e longo jardim. Um êxtase para os olhos, um eterno contato com a alma, com meu lado estético de peregrino. Um pouco mais ao longe, montanhas cobertas de neve do inverno que acabara de ir embora.

Um pouco do ritual do caminho.

No Caminho, encontram-se os já referidos *pueblos* antigos, seculares, pequeninos, com suas casas de pedras, que, em sua maioria, surgiram, ao longo do caminho, para serviço dos peregrinos. Os visitantes eram muito numerosos, sobretudo no verão. Todos esses povoados têm uma pracinha, com uma igreja, um cemitério e uma fonte de água potável.

Às vezes, depois de andar muitas horas, sentava-me numa pracinha, em um banco de pedra, fechava os olhos e procurava sentir, visualizar o passado secular, a vida, o cotidiano das pessoas que ali viveram. Procurava vê-los, senti-los com seus trajes originais, transportando seus animais, suas carroças cheias de trigo, sentados ali naquela mesma pracinha, saindo da igreja, enterrando seus mortos, num tempo eminentemente sacral, revivendo suas crenças ainda mais milenares. Em certas ocasiões, entrava tão profundamente nessa meditação, que me sentia um deles. Arrepiava-me. Tomava minha mochila e meu cajado e partia para mais alguns quilômetros de meditação solitária, até encontrar outro *pueblo*.

Nos *pueblos* em que existem albergues de peregrinos, normalmente também existem *habitaciones* (pequeninos hotéis) e uma *tienda* (venda, minimercados). A hospedagem nos albergues é de graça, embora todos peçam uma contribuição de R$ 10 a R$ 15 pelo abrigo noturno. A primeira coisa a fazer é se registrar no albergue. Ali, carimba-se o passaporte, selo necessário para que, ao chegar a Santiago, você possa receber a "Compostaellana", um Diploma Espiritual que testemunha sua caminhada e seu espírito de fé.

Meu ritual diário: deixava a mochila na cama e procurava uma *tienda* a fim de comprar algumas coisas para comer ali mesmo – às vezes, com fome depois de um dia praticamente sem comer, adquiria coisas para o "jantar" e para a manhã do dia seguinte. Normalmente, comprava um litro de leite e bebia sentado no passeio ou num banco de pedra em frente à venda. Jantei todos os dias. O jantar consistia em pão, vinho, salada, bisteca ou peixe, geralmente truta. Custava cerca de R$ 20. De manhã, comia o pão com os ingredientes que comprara na véspera e guardava a outra metade para comer ao longo do dia. Freqüentemente, lá pelas nove horas da manhã, passava por um *pueblo* cuja vendinha já estava aberta. Então parava e tomava um bom café. Saía do *pueblo* e retornava à trilha até encontrar outro *pueblo* alguns quilômetros depois.

Levava de duas a três peças de roupa de cada tipo. Usava uma e lavava a outra e, não obstante ser uma situação atípica, pude pensar a inutilidade de tantas roupas e sapatos que abarrotam nossos quartos.

Talvez porque no mundo, no cotidiano, não temos um único e só caminho a percorrer. Quiçá pudéssemos pensar, e quem sabe experienciar a existência de um único caminho, dispensaríamos o mundo de coisas de reservas que carregamos na mochila da vida, como um peso, muitas vezes, intolerável.

O peregrino não é um santo, não sei nem se as pessoas por onde passam o vêem como uma pessoa especial; todavia, senti que as pessoas, sem privilegiá-los ou distingui-los, olham para eles com carinho, atenção e até com admiração. São comuns frieiras, bolhas nos pés, tendinite, joelhos estourados, dores no nervo ciático. Mesmo assim, o peregrino não pára, caminha, tem um sonho, e as pessoas do caminho estão, há séculos, acostumadas a encontrar peregrinos nas situações mais difíceis de saúde.

Uma manhã fazia muito frio. Eu calçava luvas. Sentei-me numa praça, no banco de pedra, em frente à *tienda* que ainda estava fechada.

– *Señor, tienes frio?* – pergunta a dona da lojinha, abrindo a porta.

– *Si, señora, un poco.*

Ela desaparece e, alguns instantes depois, volta à porta e chama:

– *Venga, señor.*

Tinha uma chávena com chocolate quente e um pão recém-saído do forno.

– *Come, te hará bien.*

Meus olhos se encheram de lágrimas. E até agora também. No Caminho, acredito que vivemos um quase permanente estado de ampliação de consciência, e gestos como esses tocam profundamente a alma sensibilizada do peregrino.

É comum caminhoneiros buzinarem, saudando os peregrinos quando o Caminho anda paralelo ao asfalto ou o asfalto se torna o Caminho, o que provocava em mim uma sensação de não estar só, de estar sendo acompanhado.

– *Buenos dias, señor* – saudava uma outra senhora.

– *Mi nombre és Maria, y quando llegas a Santiago, haga una oración por mi.*

E assim, pequenos ou grandes sinais nos acompanham ao longo do Caminho.

A separação de Marizete, minha amiga de Brasília, com quem caminhava desde o inicio, foi um dos momentos difíceis do Caminho. Já não conseguia acompanhá-la no ritmo que ela precisava, graças a uma tendinite, que me atormentou por quase uma semana. Devo ter andado com ela cerca de quatrocentos quilômetros. O resto do Caminho percorri sozinho – e, pela primeira vez, estava realmente só.

Naquela manhã, depois de sua partida, estava pensativo, um pouco preocupado com a jornada, embora já tivesse perdido, completamente, o medo da morte, sentimento que me incomodara nos primeiros dias. A morte era minha incômoda e silenciosa companheira do Caminho. Quando se perde, porém, o medo da morte, o caminho se transforma em Caminho. Fica leve, estimulante, transformador. Estava só e minha solidão me acalmava e alimentava.

Não sei se com a cabeça vazia ou cheia de mil pensamentos, parei, naquela manhã, em cima de um viaduto. Havia tomado um desvio pouco usado pelos peregrinos. Por baixo, a linha do trem de ferro. De súbito, vejo lá, muito distante, um trem. Tento tirar a máquina para uma fotografia. Não dava tempo. A aproximadamente quatrocentos metros, o maquinista disparou o apito do trem e eu pude vê-lo na cabine, balançando os braços me saudando. E continuou apitando por um longo tempo. Fui tomado por um acesso de choro e ainda agora me emociono.

Nunca um trem apitou para me saudar, pensei, e agradeci a Deus e a Santiago por, num dos momentos de maior solidão de meu Caminho, enviarem-me um irmão, que, da solidão de sua cabine, cumprimentou o irmão solitário, em cima da ponte, e que, naquele momento, certamente precisava de um longo e demorado apito de amor.

No Caminho, existe uma catedral, em San Juan de la Calzada, na qual, por causa de uma história milagrosa, conserva-se num galinheiro especial, dentro da catedral, um galo e uma galinha. Sua presença ali é para lembrar um fato ocorrido na Idade Média, em que uma galinha que o Alcade comia "ressuscitou" para comprovar a inocência de um jovem, morto há alguns dias, por ordem deste. (Hoje esse par é trocado mensalmente, por exigência da Sociedade

Protetora dos Animais.) Dizem que, quando alguém entra na igreja e o galo canta, é bom sinal, sobretudo, de que a viagem transcorrerá bem. O galo cantou para mim as três vezes que entrei na igreja até mesmo para verificar se cantaria de novo. Obviamente, fiquei superfeliz.

Gestos e fatos como esses me remetiam à dimensão do sagrado, faziam-me mergulhar, cada vez mais, em meu interior, no sentido único e indivisível de minhas coisas e no "para quê" daquela caminhada.

O Caminho foi para mim um permanente treinamento de silêncio, de humildade, de cuidado por mim mesmo, de anonimato (nenhuma vez alguém me perguntou quem eu era ou o que fazia, perguntavam apenas de onde eu era). Devia cuidar de minha roupa, que lavava sempre ao chegar ao albergue, cuidava de minha alimentação, de minha segurança. Meu mundo era eu com minha mochila, meu cajado, meu chapéu e o Caminho à minha frente.

O Caminho guarda sua magia, sua energia própria. Às vezes, tinha a impressão de estar em estado alterado de consciência, especialmente depois de longas horas em silêncio. Às vezes, passavam peregrinos por mim, pessoas daquele grupo que deixara Roncesvalles no mesmo dia que eu. Às vezes, era só um cumprimento; outras, andávamos juntos por algumas horas e, outras, ainda, coincidia de andarmos dias seguidos, próximos uns dos outros. Mas o fato de não ter ninguém fixo como companheiro me dava aquela liberdade e solidão que enchia meu ser de reflexões e de paz.

Com freqüência, pensava: por aqui passaram milhares de pessoas à procura de fé, de curas, de um encontro pessoal consigo mesmo e com Deus. Por este caminho, mil coisas aconteceram. Alguns peregrinos adoeceram, alguns morreram no Caminho. Ali estava uma energia concentrada, acumulada dos mil anos, dos mil desejos, dos medos, das esperanças, dos encontros e desencontros de séculos de aventura, neste caminho sem fim.

Eventualmente, escutava nitidamente o barulho de cajados, olhava para trás, não via ninguém, e aí me perguntava se era o barulho de meu próprio cajado, introjetado em meus ouvidos, ou seria mesmo o barulho dos mil cajados que percorreram aquele caminho e que eu captava, numa comunicação energética e quântica de sentimentos com meus invisíveis companheiros de Caminho.

Certo dia entrei numa igreja. O altar barroco de rara beleza, com seus anjos e santos banhados do mais fino ouro, emanava calma e luminosidade. Naquela manhã, estava andando com Maria, uma amiga de São Paulo. Entramos na longa nave e fomos nos sentar mais ou menos no meio da igreja. Após alguns instantes em silêncio, ela me perguntou:

– O altar é de pano?

– Não – respondi. – É de madeira.

– Ele está mexendo? Tem alguém balançando ele?

– Não. Está firme. Por quê? – perguntei.

– Porque ele está mexendo. O centro dele, em torno do sacrário, vem e volta, como se estivesse respirando.

Entrei em profundo silêncio e senti que minha amiga estava sendo privilegiada com algo extraordinário: o altar parecia um coração batendo, respirando.

– Olha – comentei –, este é um momento muito especial para você. Deus está se revelando para você. Contemple. Te espero lá fora.

O Caminho é assim. Cada momento pode oferecer surpresas, não sei se do Caminho ou de nós mesmos, que, em estado alterado de consciência, tornamo-nos sensíveis para captar a energia que impregna o caminho.

Um dia, caminhava tranqüilamente quando, de repente, comecei a sentir vontade de andar depressa, comecei a correr. Devo ter corrido uns dois quilômetros e começaram a vir à mente o nome, as pessoas, as lembranças físicas das figuras significativas de minha vida e que já haviam morrido. Lembrava-me de todos, desde meus tempos de criança, e comecei a gritar seus nome, gritava alto, chamando-os ou saudando-os e sentindo que todos estavam ali, no Caminho, comigo. Era meu encontro com todos os meus mortos que me precederam no sinal da fé e que saudavam e apoiavam a busca de mim mesmo, no amor de cada um deles. Ainda hoje tenho essa sensação estranha e aconchegante e, que, com certeza, representou um dos momentos mais íntimos e mais transformadores de meu Caminho.

Nele, pensei muito em meus amigos distantes. Rezava horas a fio pelas pessoas que amo, por aqueles que, como eu, faziam o Caminho. Pela manhã, ao sair do albergue, olhava a posição do sol, que deveria sempre estar às minhas costas. Depois escolhia alguém, amigo ou amiga distantes, que andaria comigo, seria meu companheiro ou companheira por todo aquele dia.

Toda minha alegria e energia eu mandava para ele ou ela. Beth, minha ausente presente companheira, esteve comigo, mais de uma vez, apreciando e dividindo comigo a beleza do Caminho. Freqüentemente, sentia que ela estava perto.

Um ponto alto do Caminho é a Cruz de Ferro, que acontece lá pelo 12º dia de caminhada. A Cruz de Ferro fica em um suporte de madeira de aproximadamente dez metros. Dizem que a magia, a energia daquele lugar é tanta que ali todos os males se curam, sobretudo os da mente e do coração. Reza a tradição que você deve levar uma pedra de seu país para colocar nos pés da cruz. Penso que todos o fazem. De quando em quando, levantam, sobem o suporte, pois o monte de pedrinhas já chega, imagino, a uns quatro metros de altura. Deixar uma pedra ali é, certamente, um momento de conexão entre seu país, você e a Cruz, que já está ali há séculos e que já recebeu a homenagem de fé de milhões de pessoas. As pessoas param, rezam, tocam a cruz, meditam, choram de emoção, se abraçam, ficam em silêncio. Eu levei duas pedrinhas, que apanhara no fundo do Rio dos Couros em minha fazenda, e trouxe de lá duas pedrinhas que, depois de pedir licença, apanhei nas imediações da praça onde a cruz se alça.

Outro dado importante são as setas amarelas. Que amor eu sentia por elas. São elas que nos levam a Santiago. Elas marcam, sinalizam o caminho. Durante oitocentos quilômetros, procuramos as setas. Elas podem estar em qualquer lugar, no tronco de uma árvore, numa manilha abandonada, numa pedra à beira da estrada, nas paredes das casas, no meio-fio das cidades, no fundo de uma placa de sinalização, nos postes. Sempre procura-se a seta, e como eu a desejava, quando, depois de dois quilômetros sem vê-la, não sabia mais se estava no caminho ou se estava perdido, na maioria das vezes em lugares completamente solitários. A seta, uma obra de engenharia e de amor aos peregrinos, ensinou-me a estar atento aos sinais, sinais claros às vezes, sumidos em outras, apagados em outras ainda, e eu me dizia:

– Se queres chegar a Santiago, observa, descubra e obedeça aos sinais; se perdes o sinal, voltas atrás, não duvides, os sinais são para serem seguidos com toda a tua sensibilidade, eles te levam a teu lugar de destino.

E assim, dia após dia, caminhei, vivendo momento por momento, sentindo todo meu ser se renovando. Vi coisas muito lindas, *pueblos* seculares – como o Cebrero, onde existem casas intactas do século V –, catedrais e palácios sem conta com o cheiro sereno do passado, rios tranqüilos, pontes romanas em perfeito estado de conservação, campos de trigo, arroz, milho balançando ao vento gostoso da primavera. Chorei, rezei, cantei, falei sozinho centenas de vezes, descansei à sombra das árvores, ajudei peregrinos com problemas na estrada, sentei-me à margem de rios milenares, falei com pessoas de diferentes países. Vivi muitas vidas nesse misterioso Caminho.

No dia 12 de junho, cheguei ao Monte del Goso. Confesso que, nos últimos dias, andei mais devagar, tão acostumado que estava ao Caminho, que não queria mais chegar. Aquela foi uma longa jornada, sol quente, subida constante. Quando cheguei ao topo do monte e de lá vi a cidade de Santiago a cerca de seis quilômetros, lá em baixo, sentei-me e chorei, e chorei e chorei. Meu sonho chegava ao fim. Depois de 32 dias, eu estava ali, vendo Santiago lá em baixo. Fui tomado de um profundo sentimento de gratidão, de ação de graças, de amor por todos os peregrinos, por todos os meus amigos, por todos que cuidam do Caminho, senti que o Senhor e Santiago foram os grandes amigos e protetores de minha jornada. Tinha chegado, tinha conseguido. Sentia que "aprendera inglês", que "recuperara minhas pernas", "que meu CPF deixara de ser um número", que "me olhava do fundo de mim mesmo, perguntando pelo antes, pelo agora e pelo amanhã".

Treze de junho. Dia de Santo Antônio. O albergue do "Monte do Goso" é parte de um grande complexo hoteleiro nacional de férias. Eram oito horas da manhã, quando deixei o albergue. Eu estava praticamente em Santiago. Por asfalto, eram dois quilômetros, e eu estaria no centro da cidade. Preferi seguir pelo caminho original, entre montes e fazendas. Fazia um pouco de frio e garoava. Eu andava lentamente. Não queria chegar.

Silenciosamente, agradecia o dom do Caminho: a perda do medo da morte, a experiência de humildade, anonimato, simplicidade, fragilidade, cuidado de mim e dos outros, amor apaixonado pela natureza que, como uma mãe, levou-me em seu ventre durante 33 dias. Ao longo do Caminho, eu sempre cantava, cantava alto cantos em gregoriano, em latim, de agradecimento, que eu aprendera no seminário: *Te Deum, Magnificat, Laudate Dominum*, e outros. Agora eu cantava o *Magnificat*, agradecia a Deus, a Santiago, à grande Mãe, Maria, a imensa alegria daquele momento.

E eu me recordava das pessoas, de meu relacionamento, dos peregrinos que encontrara no caminho, dos que me disseram que gostariam de ter ido comigo – Miguel, Beth, Geovani –, e me lembrava, especialmente, de Ziulma, minha mulher, do Alexandre Augusto, do João Paulo, da Ana Cecília, da Carina, meus filhos, e da Kaki (Maria Clarete), mãe segunda de meus filhos. Compunham meu séquito silencioso. Estavam ali comigo, dizendo:

– Que bom, pai, que você chegou. Viu, você podia.

Lembrava-me de todos os meus clientes que, eu sabia, estavam torcendo e rezando para que seu terapeuta pudesse realizar seu sonho e voltar para eles enriquecido das graças do Caminho. Lembrei-me muito da Francisca, minha secretária, que sempre está tão junto e tão dedicada. Emocionava-me pensar que não sabia se ainda encontraria Marizete, minha companheira até o meio da viagem, e de quem me separara havia quatrocentos quilômetros.

Naquele momento, eu era alegria, paz, curiosidade, agradecimento, e assim fui adentrando em Santiago. Ali, as últimas flechas amarelas me levaram até a praça da Basílica de Santiago.

Eu era só emoção, só olhar contemplativo e de contemplação, estava boquiaberto. Era só peregrino. Não queria entrar na Basílica. Eu estava ali e queria retardar o momento de encontro formal com meu Mestre e com Santiago. Tirei o chapéu, cheio de *pins* que comprara pelo caminho, a mochila, agora apenas com cinco quilos, deixara dois ou três pelo caminho, meu cajado (que está hoje em meu consultório para me lembrar sempre a beleza daqueles dias eternos), coloquei no chão e me sentei no chão, no lado oposto da Basílica.

Eu não dizia nada, não pensava, só contemplava a Basílica e a multidão colorida que falava alegremente. Estava entalado. Meu silêncio, minha dificuldade de pensar, era meu mais profundo ato de agradecimento a Deus, a Santiago, a Maria, à São José, a minha família e amigos que juntos fizeram o Caminho.

Pedi a alguém que me fizesse uma fotografia. A fotografia do peregrino, queimado de sol, roupas batidas, botas sujas, barba de 33 dias. Eu estava pronto. Entrei na Basílica. Ajoelhei-me, adorei a Deus, fiz um profundo ato de amor a Ele, agradeci o dom do Cami-

nho, pedi perdão por minha vaidade e subi os degraus do altar, que nos levam até o Santo, cuja imagem está no topo do altar, onde abracei as costas do Santo – Ele olha para a nave central. Parei, silenciosamente, abraçando sua imagem, seu busto de bronze cravejado de pedras preciosas. Encostei meu rosto em sua cabeça e a beijei. Não disse nada, não conseguia, apenas pensei:
– OBRIGADO, MEU APÓSTOLO SANTIAGO.
Desci, entrei em silêncio na cripta e me ajoelhei diante de seu túmulo. Fiquei ali em silêncio. Meu coração batia lentamente, meus olhos não conseguiam chorar. Só olhavam intensamente. Registravam.
Meio-dia. A missa dos peregrinos. Olhei e descobri nos bancos da frente alguns peregrinos que estiveram comigo em Roncesvalles, já bonitinhos, banho tomado, barba feita. Haviam chegado um ou dois dias antes de mim. A meu lado, descobri outros que, como eu, tinham chegado aquela manhã. Assistimos à missa. Meu ser era todo recolhimento. Eu era todo ação de graças. Não existia lugar para outro sentimento.
Após a missa, ao sair da Basílica, vejo a imensa praça lá em baixo. O sol estava gostoso, o céu azul, as pessoas andavam despreocupadas pela praça. Olhei, e disse bem lá dentro de mim mesmo:
– E agora acabou o Caminho...
Uma voz que ainda não falara, rebateu:
– Acabou não. Está apenas começando...
Desci e esse foi um grande momento de alegria. Já na praça, os peregrinos de "nossa turma" foram se reconhecendo. Conversamos animadamente, perguntávamos por peregrinos que não estavam ali, dizíamos de nossos problemas, das coisas grandiosas, das surpresas e... da volta. Para celebrar o momento, uma fotografia do grupo.
Procurei uma *pensión*. Almocei. Estava feliz e sem graça ao mesmo tempo. Voltei novamente à praça da Basílica e entrei na igreja. Banho tomado, roupas limpas, sentei-me no primeiro banco e fiquei contemplando o rosto tranqüilo e os olhos suaves e firmes do Santo, que também me olhavam. Rezei, rezei e saí. Qual não foi minha surpresa, quando, saindo, ainda do alto das escadarias, avistei minha amiga Marizete. Desci e dei-lhe um imenso e gostoso abraço. Muitos comentários. Tiramos fotografia. Naquela mesma tarde, ela, que já chegara havia três dias, retornou ao Brasil. Eu fiquei.

Sentei-me, mais uma vez, bem em frente à Basílica, e contemplei a beleza de sua majestade. Um dia depois, fui a Padron, a vinte quilômetros de distância, com uma brasileira. Lá, segundo a tradição, chegara, dois mil anos atrás, o corpo do Santo. Combinamos que, no dia seguinte, seguiríamos para Finisterrae, onde faríamos o ritual de queimar nossa roupa usada durante o Caminho. Eram oitenta quilômetros, a serem percorridos de ônibus ou a pé.

Eu estava em Santiago, mas parecia que minha alma se arrastava pelo caminho, tentando não chegar. Eu chegara, mas a sensação era de não ter chegado, talvez porque não quisesse que a sensação maravilhosa de ser peregrino acabasse assim, só porque cheguei.

Finalmente, no dia seguinte, rumamos para Finisterrae. Ali, sim, pensava, terminarei meu Caminho. Chegamos à cidade e, logo em seguida, começamos a subir até o cume da montanha, de onde se descortinava o imenso mar, de azul celeste, banhado de intensa luz. Procurei um ponto de onde pudesse ver toda a vastidão do mar, e também houvesse uma pedra que protegesse do vento a queima da roupa e evitasse que possíveis labaredas levadas pelo vento chegassem até a grama e a vegetação que cobriam a montanha.

Coloquei, com profunda tristeza, minha roupa usada, batida, puída, encardida e muito amada, companheira de viagem, num cantinho da pedra e ateei fogo. Fiquei ali imóvel, olhando as labaredas, tendo o infinito mar como testemunha de um infinito amor pelo que eu vivera com aquelas roupas, que se extinguiam como em um holocausto. Só me afastei quando tudo era cinza. Muitas coisas eu queimara também dentro de mim naquele instante. Cinzas sagradas das quais ressurgirão novas roupas espirituais que me ensinarão o verdadeiro sentido daquele fogo. Fiz uma profunda reverência ao fogo que se extinguia. Toquei as cinzas e desci a montanha.

Algumas horas depois, estava num ônibus de volta a Santiago.

No dia 17 pela manhã despedi-me do Santo, beijando-lhe, carinhosa e longamente, suas costas vigorosas, e deixei lá, na Basílica, duas pedrinhas de puro cristal que levara de minha fazenda, na Chapada dos Veadeiros, como conexão entre dois amores, o Caminho e a Fazenda.

Cheguei a Brasília, e, durante alguns dias, tinha a forte sensação de que meu corpo chegara, mas minha alma continuava perambulando pelo infinito caminho de flores que me levara a Santiago de Compostela.

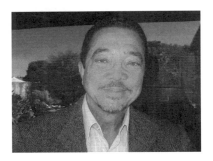

Jorge Ponciano Ribeiro graduou-se em Filosofia e Teologia. É mestre e doutor em Psicologia pela Universidade Pontifícia Salesiana de Roma. Tem formação em Psicanálise e formação didática em Psicologia Analítica de grupo e em Gestalt-terapia. Fez dois pós-doutorados na Inglaterra e foi pesquisador e supervisor no Metanoia Psychotherapeutic Institute de Londres.

Com quarenta anos de magistério superior, foi professor de Metafísica e História da Filosofia na Unimontes (MG) e é professor titular e pesquisador sênior do Instituto de Psicologia da Universidade de Brasília. É também fundador e presidente do Instituto de Gestalt-terapia de Brasília e membro da International Gestalt Theraphy Association.

Ponciano escreveu vários livros, entre os quais *Gestalt-terapia: refazendo um caminho*; *Gestalt-terapia: o processo grupal*; *Gestalt-terapia de curta duração*; *O ciclo do contato*; *Do self e da ipseidade* e *Vade-mécum de Gestalt-terapia*, todos publicados pela Summus.

IMPRESSO NA
sumago gráfica editorial ltda
rua itauna, 789 vila maria
02111-031 são paulo sp
telefax 11 **6955 5636**
sumago@terra.com.br

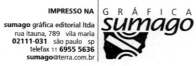